U0071059

中風療癒

身心重建的九堂課

周楚芬、周素鳳——著

序

中風豈止九堂課

孫中興（台灣大學社會學系教授）

我和太太和周素鳳夫妻是在美國讀書時認識的，一見如故，便成了終身的朋友。說是老友，一點都不為過。

從一開始我們就都知道周素鳳一家人是相當友好的，是令人稱羨、傳統文化的典型。

去年得知她的二姊楚芬中風，她每天都在下午去接她大姊的班，擔任第二班照顧的工作。言談間也透露出許多家屬的擔心和努力，我們除了傾

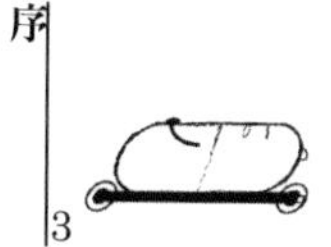

聽，就是提供一些相關的經驗和精神支持。

這次素鳳打電話給我，談到出書的原委。光聽到這樣姊妹情深的故事就先打動了我，於是我就自告奮勇希望能看看初稿，並允諾願意撰文推薦。

拿到稿子之後，我一口氣看完，久久不能自已；其中有熱淚盈眶處（楚芬的有苦難言、家人的焦急），有點頭稱是處（家人及工作夥伴的各盡其責），有搖頭歎息處（看護的某些行徑）。最令我驚艷的，還有全文點綴著素鳳的文采以及楚芬的幽默。在這樣的人生關卡，有這樣的生命情懷，最是難得。

全書讓我印象最深刻的有下列幾點：

一是楚芬事後對於昏迷時的回憶，以及在各個階段她心情的起伏跌宕，也很直白呈現在這本書中。這種從病患當事人角度的經驗，對於我們在幫助生病的親人時，是很寶貴的提醒。

一是家屬的全力合作，並以理智的資訊作為判斷的最終原則。除了照顧之外，尋求正確的資訊以作為決定的基礎，也是一項最難的功課。我們從書中可以看到兄弟姊妹之間各依所長，通力合作，相互打氣的場景，在這樣的時刻最令人動容。往往我們受制於道聽塗說的偏見，以及醫療人員沒有細節的解說，再加上家屬之間的不同意見，讓我們在替生病的家屬作決定時會特別兩難。

一是同事在第一時間迅速有效的送醫，以及事後的探望。這些都可見楚芬平日累積的人氣。俗話的「吉人天相」，不是沒道理的。

一是看護的百種樣態。看護原來是要幫家屬分勞解憂的，可是卻偏偏有些看護會變成善良的家屬額外要擔心的問題。

回到這本書的初衷，作為妹妹的素鳳為了讓二姊楚芬生理和心理的復健，想出了這種姊妹分別撰寫心情故事的作法。作為讀者的我們，也因此多學到了親情的復健。這是兩位作者附贈給我們的另外一堂人生課，讓我

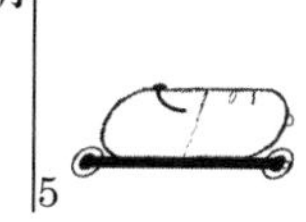

目次

緣起

如果這是人生的功課，且讓我們好好學習

周素鳳

我們家有五個兄弟姐妹，彼此直呼其名——楚娟，楚芬，素素（素鳳），雅峰，娜娜。雅峰自己開了家小公司，雖然在家是老四，但身為唯一男生，他扮演的是大哥的角色，默默扛起所有的責任。大姐楚娟退休多年，躲在基隆的大宅大院閒雲野鶴；老二楚芬一直是個勤奮的上班族；我是老三，在大學英文系教書，去年二月退休；小妹娜娜是復健師，在紐約一家知名醫院工作二十餘年。

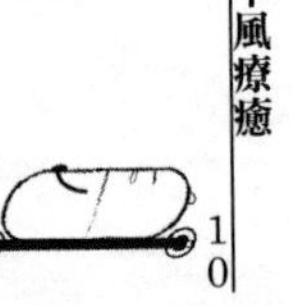

楚芬大我三歲，我退休後一直慫恿她起而傚尤，我們在台灣的三姐妹就可以一起旅遊、逛街、爬山、吃美食。楚芬很心動，要我們等她兩年，她計畫六十歲退休。可惜天不從人願，就在去年她五十九歲時，突如其來的中風改變了她的世界。這一年多，我們兄弟姐妹陪著她一路走來，眼底人生也起了變化。

四年前母親過世時，我在紀念文中寫著，父母的愛「就這般隱藏著春滿大地的力量，默默地溫柔了我們的世界。」如今我們兄弟姐妹相持相扶，就這般潛隱著如輪致遠的力量，默默地壯大了彼此的世界。是的，我們的世界壯大了，因為透過楚芬這個窗口，我們為人生增加了九堂課。

楚芬在醫院住了三個多月，從加護病房到呼吸照護病房，再到普通病房，我們陪著她一關一關地過，每過了一關，我們一起強大了一些。等到楚芬回家後，又是另外的難關：復健的關口艱辛漫長，而心理的關口複雜深邃，千絲萬縷。我們的世界因為這些歷練，又擴大了些。

就在今年的六月二十二日，楚芬惆悵地說那是她受難一週年。那個月，楚芬的狀況還不錯，心情比較穩定，三不五時就跟我們兄弟姐妹說一些她在昏迷時所看到的奇怪景象。事過境遷後聽她敘述夢魘，彷彿是黑色幽默，荒誕中透著悽涼。楚芬一直有很好的敘事能力，很喜歡嘗試不落俗套的描繪。六月二十二日那天，我跟楚芬說，你應該把這些經歷寫下來，讓六二二成為你逆轉勝的新生命密碼。

楚芬因為眼力和聽力的損傷，一年多來不看報紙也不看電視，她最大的「消遣」就是在iPad前，用左手一字一字「打」出給至親好友的信件，因此在技術上，寫文章對她來說並非難事，在心理上，這還可以分散她的胡思亂想。她是學商的，原本與數字為伍，對我的提議有點遲疑，沒有把握自己可以寫文章。我一直鼓勵她，其他人也紛紛敲著邊鼓，我還說我們可以設法出版，給更多的人看。最後她同意了，條件是我也要寫。

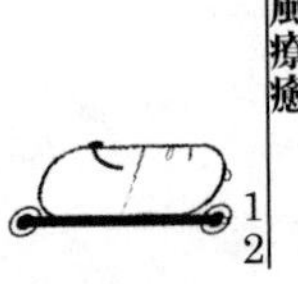

我勸楚芬，中風後她的腦力絲毫無損，她的表達能力依然生動，老天爺一定有祂的用意，她血淚斑斑的歷程記憶猶新，記錄下來可以讓其他人參考借鏡。楚芬一直認為中風是她一生中最悲慘的遺憾，她從人生的谷底，步履蹣跚地往上走，我很希望幫助她在悲慘和遺憾中找到意義。

我答應楚芬加入時，敷衍的成分居多；當時我心裡想著，當事人當然是主角，我寫個附記之類的就行。可是當我慢慢思考自己可以寫些什麼時，一年多來的點點滴滴一一浮上心頭——急診室裡的無助，加護病房外的煎熬，面臨氣切時的焦慮，拔掉楚芬的導尿管、鼻胃管、氣切管之前的訓練，甚至和看護過招，和楚芬的沮喪纏鬥，每一步都留下了鮮明的腳印，歷歷如繪。

我想起我教過的小說——*My Sister's Keeper*（姐姐的守護者），由七個敘述者呈現不同的視角，於是我決定採用類似的手法；也就是說，我和楚芬用病人和親人兩個不同的觀點，記錄楚芬中風的這段歷程。原本我還廣邀眾人，包括楚芬的兒子和同事，希望可以增添不同的角度，可惜大家都忙，最後楚芬的小兒子寫下他的心路歷程，放在附錄。全書中有兩段經歷只有我的單一敘述，一段記錄至親好友如何互相扶持度過難關，一段描寫家屬如何以同理心感受病人的需要。

也許是根深蒂固的職業病，我把楚芬的經歷看成是老天給我們全家人的功課，在這個功課告一段落時，我和楚芬將我們的學習心得整理出來，分為九堂課。書雖然是我和楚芬兩人所寫，其實是全家人枝葉相持的結果。除了楚娟的女兒以「膠囊」為主角設計插畫之外，雅峰和楚娟幫我們「複習」，填補了我們兩人遺忘的細節；娜娜鉅細靡遺，反覆檢視每個環節，尤其是關乎醫療的敘述。我們努力記憶，用心記錄，與其說這本書是為了中風患者而寫，毋寧說更適合中風患者的親人，以及所有病患的家屬。

如果你身在可遇而不可求的幸福中，家人身強體壯，中風或住院根本不是你人生需要選修的課程，旁聽一下也無妨，因為其中有幾堂課其實是

「通識」；如果你也同樣地被上天指派來修習中風這門課，對人世間的病痛折難疑惑不解，希望我們這九堂課可以提供一些可能的答案。

二〇一二年八月二十二日

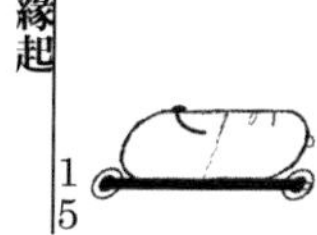

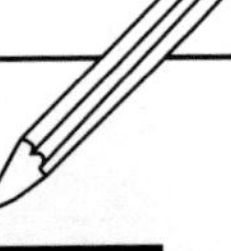

重點筆記

1. 頭痛是高血壓病患的重要警訊。
2. 疲勞過度需要充分休息，硬撐是身體最大的敵人。
3. 面對家人急重症需要冷靜，也需要尋求扶持和協助。

第1課

急救

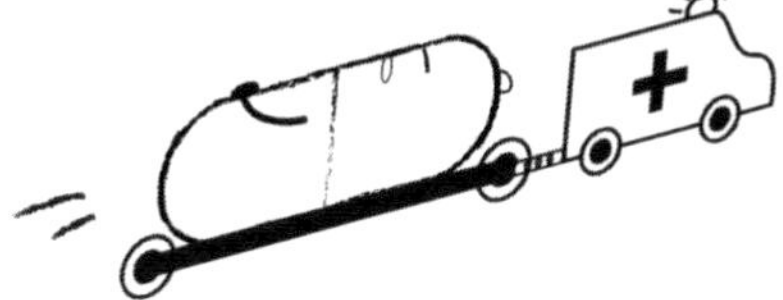

世界在瞬間迸裂

楚芬

我是一個平凡的上班族，在一個外商公司服務，公司規模很大，業務龐雜，雖然每天的工作很忙，但是中午和一些要好的同事一起出外覓食用餐，說說笑笑，充電之後再回去上班，不亦樂乎。每隔一段時日，總會有人吆喝組團出國吃喝玩樂，紓解繁忙的壓力。我的先生在大陸工作，每個月回台一兩週，兩個兒子也各自有很好的工作。我一直以為無驚無擾的歲月會長長久久延續下去，萬萬沒有料到，民國一百年六月二十二日，我平靜的世界在瞬間迸裂瓦解。

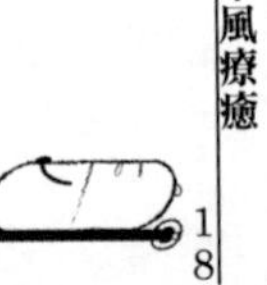

六月二十二日是星期三，那個禮拜一我請了假，因為家裡即將裝潢，我們租了隔壁的空房，將所有家具搬過去，我忙著清理東西。週二上班時深刻體會到腰酸背痛這四個字完全不是誇大的形容詞，同事一直聽我叫著好累好累，中午出去吃飯時，我還跟大家說，等我五分鐘，我需要五分鐘才能站得起來。

周三中午還是累得直不起腰，但仍舊和大家一起出去吃了午飯，只記得那天特別熱。因為公司客服部即將調整部份組織，為了在人事部公佈前讓同仁有心理準備，因此在下午四點半左右，我分別找了相關幹部談話，沒有料到大家的反應還算好，讓我大大鬆了一口氣，整個人鬆懈不少。此時突然有些頭痛，心想先上個洗手間再回坐位吧，哪知回到位子還未坐下，右肩像遭受電擊似的，麻了約五秒鐘，隨即全身癱軟。我喊了隔壁的Wendy，她立刻拿了一顆藥丸讓我吞下後，我已經進入意識模糊的狀態。之後同事如何叫來救護車，將我從十樓的公司送至內湖三總，我完全沒印象。只依稀記得，救護車上阿美頻頻問我家人的電話，我深怕自己說不清楚，還重覆幾遍素素家的電話。昏迷前最後聽到的是車上的救護人員說：

「小姐別害怕，醫院到了。」

我昏迷了將近一個月，從加護病房到呼吸照護病房，一直處在不醒人事，意識混沌的狀態。

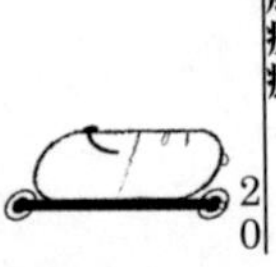

措手不及的考驗

素鳳

六月二十二日那天下午五點半左右，我接到一通電話，焦急地告知楚芬突然在辦公室昏倒，人正在救護車上趕往三總。我生平第一次切身感受到「晴天霹靂」四個字在腦中炸開。慌亂中勉強鎮定打了電話通知雅峰，因為他就在內湖上班，可以立刻到場。出門前又接到楚芬同事的電話，已經到了三總，詢問出生年月日等資料，我趁機問現在怎樣了，她們說，楚芬在救護車上說了我家的電話號碼，然後重複說妹妹，妹妹，接著就昏了過去。那時候，二姐夫在大陸，楚芬的大兒子和大媳婦在美國，小兒子在

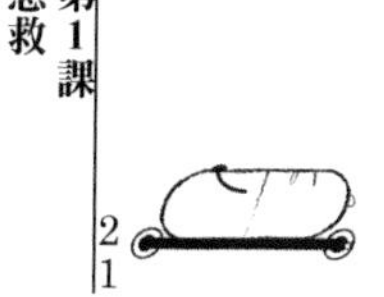

牙醫診所看診，她一定算準了我在家，而且記得我不常用手機，在頭腦清楚的最後一刻做了最正確的吩咐。

那時正是下班時刻，感覺從新生南路到三總的路途特別遙遠，我在計程車上心急如焚，除了祈求上天之外，一直告訴自己，楚芬那麼善良，老天爺一定是在開玩笑。六點多到了三總，我往急診室衝去，走廊上楚芬的同事告訴我還在急救，這時我看到雅峰站在一個類似X光片前，和醫生討論狀況。我靠過去，聽了一下下，無法忍受那些刀光血影的敘述，急忙逃開。目睹這種生命交關的討論，突然慶幸有一個鎮定沉穩的弟弟，否則我真的不知如何在心神慌亂如麻的狀態中，聽醫生專業、甚至是無情的分析。不一會兒，楚芬的小兒子也趕到了，學醫的他也加入了討論。

我走到一床床用布簾隔開的急診處，徵得護士的同意，掀開布簾看到楚芬躺在病床上，嘴巴插著管子，我叫她捏她，她都沒有反應。雅峰隨後進來跟我大致講了一下狀況：腦幹出血，出血點在深處，如果開刀取出血塊風險太大，只能等血壓降下去後，從腦部開洞插上引流管降腦壓，這雖然不是開刀，也需在手術房進行。目前嘴巴先插管供給氧氣，以免腦部缺氧造成更大的傷害。

我看著楚芬，面容蒼白毫無血色。我想起幾年前家族到麗江旅遊，最後一天在機場入關後，一群人在悶熱的候機室等候飛機時，我跟坐在對面的媽媽講話，她沒有回答，頭卻低了下來。我大叫媽，那時候我婆婆坐在我身旁，馬上一個箭步飛過去，立刻用她大拇指的指甲死命掐住媽媽的人中，幾秒之後，媽媽悠然轉醒。想到婆婆這招，我死命的用指甲掐楚芬的腳指頭，可是她卻沒有一絲一毫的反應。我看著她，想著這麼善良體貼的人如今昏迷的不醒人事，不禁淚流滿面。

我走到室外，打了電話給在紐約的娜娜，跟她敘述醫生的說法，學復健的她很冷靜地解釋了醫生的考量，以及可能的狀況。她說腦幹就是俗稱的「生命中樞」，所以預後會很難說。我們兩人說著說著就哭了起來。我爸媽過世後，五個兄弟姐妹第一次面對這麼嚴厲而殘酷的考驗。

七點多時，楚芬的血壓降了下來，醫生通知手術，我們推著楚芬的病床走出急診處，沉痛地說不出話來。這時楚娟從基隆趕到，急性子的她連忙跑過來扶著病床，這一刻，反而是她最鎮定，柔聲喊著：「楚芬，不要怕，我是楚娟，我在這裡。」還好楚娟到了，替我們說出了最重要的話。我在心裡對著楚芬說，如果這是命定的關卡，我們就一關一關地過；我們都會在你身旁，這個第一關你一定不能放棄。

這時我才發現走廊上楚芬的同事不但沒有走，反而越來越多人，都是她相知相交十多年，甚至二十多年的夥伴兼好友。雅峰三催四請地勸他們回去，並承諾手術之後以電話報告情況，他們才勉強離去。

後來弟媳、姪兒姪女都到了，我們一起在手術室外面的房間等待，分分秒秒盯著螢幕上顯示的每個病人的手術情況。我一直有種冤屈不平的感覺，楚芬是我看過最善良的人，為什麼會遭受如此厄運，越想眼淚越止不住。楚芬的小兒子力持鎮定，勸我要有信心。弟媳看我的悲傷無法遏止，跟我說，「什麼都不要想，只要在心中默念阿彌陀佛，這樣才能幫助二姐度過難關」。以往常常有親友讚許我們全家人團結和睦，此時此刻真的覺得在這種過不去的關卡時，有人就在身旁體會到你的痛，知道如何穩住你的心，真的是無比珍貴。

九點多手術結束推入加護病房後，醫院特別准許家屬分批進入探視。我和楚芬的小兒子是第一組進入探視，一間間病房以牆相隔，但是向外的一面以大片落地玻璃作隔，小兒子停在某片玻璃門牆前，詢問護士一些細節，我呆呆地站在旁邊，小兒子轉頭叫我先進去看，我還反問他，你媽媽在哪間。我完全認不出眼前病床上的人就是楚芬，她的頭髮被剃掉了，嘴巴和鼻子都插管，頭上也有一條管子，整個臉都變了樣，看了非常不忍。

大家輪流探視完後，雅峰問了醫生，最好的情況是什麼，醫師說，

「能夠自己呼吸」。我們心情很沉重，如果生死關度過，還有意識關，還有復健關，甚至還有心理關。我們那時候不懂醫生所講的「自己呼吸」是什麼意思，以為指的是植物人。直到後來進了呼吸病房，我們才理解了醫生為什麼有這樣的說法。

十點多時，我們探視完準備離開。這時突然有位女性訪客按了加護病房的鈴，詢問護士是否有位周楚芬，情況如何。一問之下，才得知她以前是楚芬的部屬，現已經調到其他部門。她說她媽媽生病時，楚芬幫她分擔了許多工作，她很感激，所以剛聽到消息就跑過來。我們告訴她加護病房有時間的規定，她說她知道無法探視，只是要親自來一趟才能安心。我那時心裡淌過一股溫暖，在我們懷疑不解的時候，老天爺派來這位同事，讓我們很清楚知道，不是我們家人自我感覺良好，楚芬真的是善良之人。天可憐見，老天爺一定會拉她一把的。

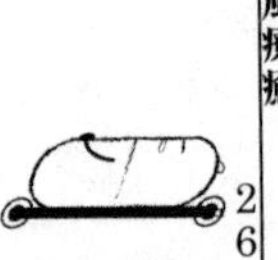

楚芬在加護病房的第一天晚上，楚娟執意在加護病房外守候，她要在離楚芬最近的地方陪著她。先盡人事，然後才能聽天命。她要一直念經祈福，用最虔誠的心陪她度過第一關。

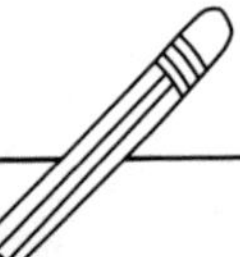

重點筆記

1. 加護病房中的情況起伏不定，並非階梯式向上攀升。
2. 探訪者入加護病房前，防護工作需確實，以免病人受到感染。
3. 親友的叮嚀呼喊是病人與死神搏鬥時的依靠和助力。
4. 病人徘迴在記憶、想像、恐懼交織的夢魘中，現實感非常薄弱。

第2課

加護病房

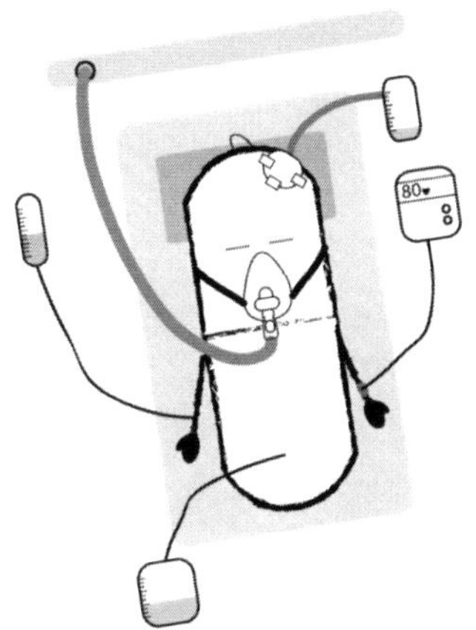

煎熬在生命跡象的迭宕起伏中

素鳳

加護病房裡面是一個冷而靜的世界，躺在病床上的人獨自掙扎在生死的關口，孑然一身；他們在各種儀器起起落落的數據中，載浮載沈。但是在昏沈中，他們已經無法在乎自己生命跡象的起落，在乎這些數據的是加護病房外的家屬。他們抓緊每天僅有的探視時間，渴切地想要灌注所有所能，將沉睡的意識喚醒，即使只有片刻的反應，乍現的靈光是煎熬中的一絲慰藉。

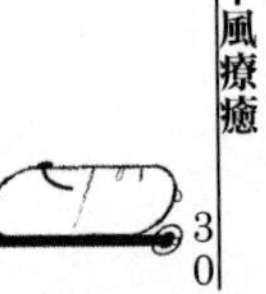

印象中大多數的加護病房都是以布幔隔開，三總的加護病房是一人一間，而且空間算大，隔音也比較好。之所以強調這一點是因為我們輪流探視楚芬的時候，不論是親人還是同事，都只有一個任務——拼命跟她說話。護士跟我們說，楚芬這時候的感覺像是在很遙遠的地方，所以我們要大聲跟她說話，雖然她的嘴巴還是插著管子，無法說話。

加護病房的探視時間有三次，早上十點半，下午四點半，晚上七點半，都只有三十分鐘。每次只能進去兩人，三總加護病房的入口有兩道門，第一道門旁有人提醒大家先消毒洗手，戴上口罩。兩道門之間有兩排櫃子，上面是病房號碼，每個櫃子都有兩件隔離衣，探視者換好隔離衣，才能進入第二道門。為了避免將病菌帶入，造成不必要的感染，我們都確實執行洗手，戴口罩和穿隔離衣，而且楚娟會暗中「監視」，確保滴水不漏。我曾去過一些加護病房探視朋友，有些醫院的這道程序有點形同虛設。其實加護病房裡的病患分分秒秒在跟死神搏鬥，我們能做到的第一要務就是不要為他們增加無謂的風險。

每個時段的探視時段只有三十分鐘，而探視的親友在開放前大約二十分鐘就開始在入口站崗，焦急地等待，時間一分一秒地過去，站立的越來越多。等到入口處擠滿人，就知道時間馬上就到了。玻璃大門緩緩開起，一大群人就急忙穿戴齊整，然後頭也不回地往裡面衝。自己的親人躺在裡面，每天惟有三次短短的三十分鐘可以親眼目睹他們的情況，焉能不分秒必爭？

有好幾天，我看到一位名人，他雖然戴了口罩，我還是認出了他。他也是每天按時報到三次，跟所有人一樣，焦急地站在入口處，等著往前衝。面對疾病的折磨，無論是什麼身分，什麼地位，都必須經歷同樣的煎熬。有人在煎熬中等到了轉機；有人在煎熬中由失落到絕望；最可怕的是一直煎熬中，不知道未來的路到底如何。

每天每個時段探視楚芬的人很多，楚芬這一輩的親人不說，下一代的晚輩也幾乎在每天下班後按時報到，因為這個二姑／二姨對他們一向照顧有加。最令我們全家驚訝的是，來探視楚芬的同事真的可以用「絡繹不絕」形容，除了朝夕相處的夥伴，甚至有些跟她有業務往來的藥商和銷售都親自跑來。楚芬幾個最要好的同事也是每天按時來三次，我們原本想，大概是公司在附近的關係。沒有想到，連週末週日也都定時探訪，無論路途遠近。他們說，一定要每天三次進去跟她說話，講八卦，「練瘋話」（台語），希望她醒來會心一笑。有時候進去的兩人在裡面忘了時間，外面一堆人乾著急，深怕錯過了探視時間。有幾次還得有人「違規」潛入，穿上其他櫃子所剩的隔離衣，偷偷溜到裡面，比手畫腳示意他們趕快出來。

有一回我負責「潛入」，才第一次注意到別人的探視情形，也才發現楚芬那間聲音特別大，而且「聲」流不息，四周很多間的訪客都是默默站

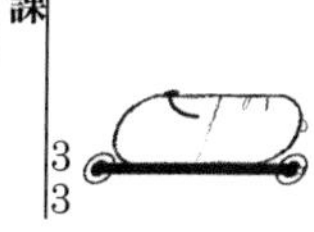

著，憐惜地摸摸床上的病患，偶爾說幾句話。楚芬一直處於非常疲累的昏睡狀態，我們分批進去大聲嘶吼，不斷說話，每次總有一兩組人會碰到她有回應的時候。每天的三個時段探視結束後，一堆人就聚集在一起，相互描述楚芬的反應，即使只是輕微的動了手指，或是眨了眨眼睛，都沒有逃過任何一個探視者的法眼。我們發現，碰到她精神好的時候，會有比較多的回應，但是每天這種精神好的時段大概只有一次。雖然她在昏睡，我們所有人還是約定，不顧一切一直說話，親人說一些家事，同事就負責講趣事。

我們徵得護士同意，將一個小型錄音機放在楚芬的床頭，二十四小時循環播放。楚芬的兩個兒子是虔誠的教徒，小兒子錄了聖歌，加上他自己和教友們的禱告，然後穿插一些楚芬喜歡的流行歌曲，還有一些親人、同事鼓勵的話。我記得我錄音時最開頭就很大聲的說：「周楚芬」，有一回在探視她的時候，剛好播放到我的話，我親眼看到她一聽到「周楚芬」就馬上睜開眼睛。可是我事後問楚芬有關我們探視的情形，她完全沒有印象，只覺得依稀聽到病房外有人唱聖歌。

前三天的時候只要楚芬有一絲反應，我們大家就很興奮，認為有反應代表有可能沒有影響到智能。剛開始的時候只希望她不要是植物人，看到她點頭，睜開眼睛，抬手動腳就很滿足，後來問她知不知道我是某某人，她會點點頭表示知道。我們出去的時候跟她說時間到了，她會抓著我們的手。二姐夫在第二天趕回來探視時，她也流下了眼淚。

可是到了第五天，情況依舊，似乎沒有漸入佳境的跡象，那種頓挫失落是一個陰影，大家雖然還是相互打氣，可是心裡終究還是牽掛疑惑。後來醫生護士告訴我們，楚芬的狀況不能用一天一天的情形做基準，它不是階梯式上升：好轉一點，維持平穩，再上升一階，然後平穩，再上升一階。在加護病房期間，她的狀況會起起落落，上上下下，如果起伏的幅度越來越小，起伏的基準慢慢往上調，那就是已經是好的發展了。

這個概念也顛覆了我們原本一天天好轉的想法，以為她這次可以揮手，下一次應該可以比手畫腳，但事實並非如此。這次探視她可能有一半時間有反應，下回可能只有睜開眼睛一下下，其餘全部置之不理。娜娜每天在加護病房探視時間結束後，從紐約打三次電話詢問詳情，她一直強調腦部受創會讓人極端疲累，我們還是無法體會那種狀態，總是覺得有累到那麼離譜嗎？原來加護病房的家屬所最不能承受的就是這種毫無邏輯的時好時壞，忽上忽下。面對這種無法類推，無可比擬的狀態，人的力量是多麼渺小微弱！躺在加護病房裡面的人跟死神拔河，而等在加護病房外的人束手無策，心焦如焚。

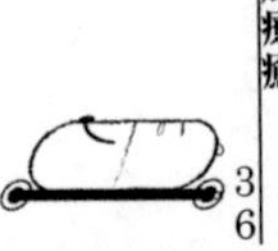

徘迴生死，沉淪夢魘

楚芬

我曾經看過一些人描述瀕死經驗，有的人看到自己在手術台上，也有的人看到自己大去時，親人圍著哭泣。我在鬼門關徘迴的經歷完全不是這麼回事，既沒有懸浮在空中俯視自己的肉體，也沒有穿牆而過任意行走。事後回想，這段時間所浮現的異象應該是事實與夢境（說是夢魘較為貼切吧）交錯，前塵往事與內心思慮交織而成的幻境吧。

印象中我直挺挺的躺在醫院的病床上，這病床較一般病床高出許多，高到連天花板的燈光都是直接貼在我頭上。人躺在高床上，只能每天從早

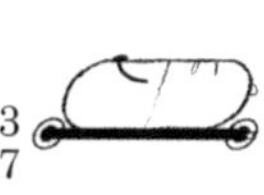

到晚直視著頭上的燈光，看不到其他的人事物。燈光旁固定燈罩的鋁製框架，有如電視螢光幕所出現的跑馬燈，隨時會有一段話或一些句子隱隱約約浮在架上。我拼命地想看那些字，但任我怎麼細看都看不清楚？為什麼會有那些字句呢？它想要告訴我什麼事？而我成天躺在這裡作什麼？我在迷茫中非常的困惑。

就在一個看似黃昏的時刻，左耳響起了一種很奇怪的音樂，是一種不應該在醫院聽到的音樂。隨後，我的人連同床一起被推上一輛卡車，車上還躺有其他病人及病床，卡車四周坐著醫院的義工，就好像二次大戰的電影中，德軍押著戰俘一般。奇怪的是以前的同事阿湯和她兒子毛毛也在義工的行列內，好幾次我特意把頭撇開，以免被他們認出。就這樣好幾部卡車隨著音樂緩緩開動繞行，從黃昏到隔天清晨；遊行中如果義工發現有病人體力不堪負荷，氣息幾乎消失，就會將他貼上條子，這就代表他即將離開人世，被送上西天。遊行後，那些還有些氣息的病人就被推回原來的病房位置，繼續盯著那不知所云的跑馬燈，等待下一個黃昏時再度遊行。

這種遊行是沒有週休假期，也沒有固定地點的，有時繞著像體育館建築的四周進行，有時又像在戶外的街道走。我記得有一次深夜時卡車路過一間7—11，坐在我旁邊的義工跳下車，買了一份報紙及早餐，我試圖摸走那份報紙，想看看當天是幾月幾日，可是根本動彈不得。那段期間只要聽到那奇特的音樂響起，就很緊張，不知自己當天命運如何？是被判死刑，還是繼續回到那間幽禁的房間？每到黃昏，這樣的生死關又要輪迴一次，有幾次真覺得生不如死。

有一回，我發現自己獨自端坐在一個昏暗的供桌上，身旁有數盞微弱的小黃燈，供桌離地面很高很高，我很想下來，卻怎麼跳也無法跳下去；我一直想掙脫逃跑，卻無計可施，心裡很害怕，覺得好孤獨好悽涼。還有好幾次，我獨自在一個房間裡，玩著跳方格子的遊戲，跳著跳著，就是找不到路出去，我驚恐慌亂，無所遁逃。

還有一次我看到已逝世多年的爸爸，帶著出生幾天就過世的哥哥來看我。很奇怪，大哥好像約六、七歲，圍在爸爸身旁又跑又跳，而爸爸的容貌已不再黝黑，眼睛仍然炯炯有神，身上穿著媽媽一直保留的那套灰條紋西裝，面帶笑容的直視著我，好久好久，不發一語，仍舊是以前沈默寡言的樣子。

我想要找尋三年前去世的媽媽，一直遍尋不著，我當時還想，也許是媽媽眼睛不好，沒人帶著她出來看我吧？於是我想到，也許找找我的摯友傅，她離世的時間和媽媽大約同時，她也認識媽媽的，我可以請她幫忙帶媽媽出來，不是嗎？可是四處找也找不到傅的蹤影。我想，也許是爸爸心疼我的折磨，很想帶我到天上與他作伴；媽媽可能覺得我塵緣未盡，不願意看我就此走上西天，所以不讓我找到她吧。

那段時間腦中的人事時地物完全交錯混亂，毫無軌跡邏輯可言，像一個懵懂的小孩胡亂拼圖，牛頭對著馬嘴。有一天病房來了一個身穿彩衣的

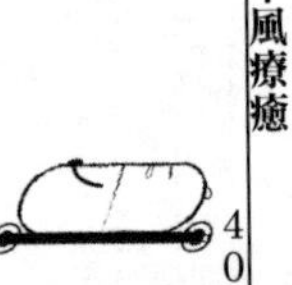

人，他在我病床四周掛滿了氣球，把我當作小孩似的，哄騙我要帶我去另外一個地方檢查牙齒，此時我遠遠瞥見毛毛也穿著同樣款式的彩衣，躲在病房的柱子後面不敢現身，但他裡面穿的義工背心卻隱約露在彩衣外，讓我看出了破綻，我猜測，絕對不會是檢查牙齒這種簡單的事吧？說不定是輪到我了，他們瞞著我，要把我送上西天了。

後來彩衣人推著我的病床上樓（或者下樓），經過不同樓層。我努力的睜開眼睛，想看看他到底要推我到哪，要做什麼，可惜病床行進得太快，我根本看不出來。到達目的地後，我一看就知道不是檢查牙齒，那些人好像是要在我說話的喉嚨那邊動手腳。

後來，我感覺到喉嚨無法出聲，猜測自己失去說話的能力。我的腦中不時有音符出現，但是我發現我的左耳再也聽不到那種奇怪的音樂了，我自忖我的左耳失去了聽力。

我在夢魘中孤獨地遊蕩，奇形怪狀的遭遇讓我深感恐慌、無助、絕

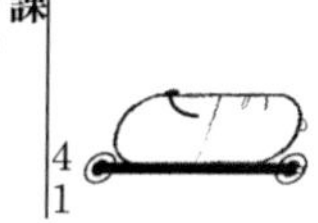

望；一個人迷失在茫茫的幻境中，我好想求救，但是我的口張不了，我的聲帶出不了任何聲音，耳朵失去了一半的聽力，面前的字也看不清楚。

大家說，那段時間用盡力氣喊我，捏我，拍我，有時候我會有些反應，我卻毫無印象。我淹沒在駭象異境中，現實世界中斷斷續續的「衝擊」雖然沒有在我腦中留下具體的印痕，但這些刺激可能一點一滴地戳破了那個包覆著我的幻境，親朋好友的那些吶喊或許是當時連結現實世界的唯一通道，也許就是那些吶喊慢慢地擊退了那些鬼魅魍魎的幻覺。

然而，當我獨自在拼命掙扎時，光怪陸離的夢魘像巨大的海嘯，幾乎讓我滅頂，我哭訴無門，浮沉在無邊無際的恐懼中，不知何處是岸？

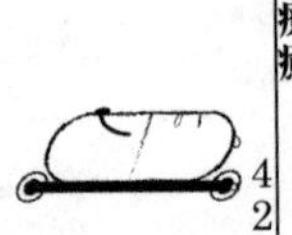

第2課 加護病房

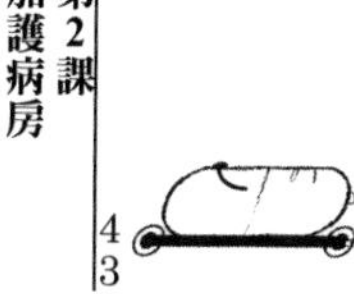

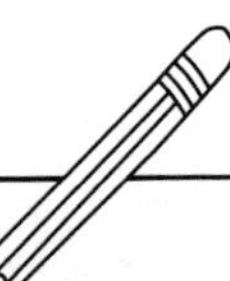

重點筆記

1. 緊急送醫時，分秒必爭，務必排除搶救路線可能拖延時間的阻礙。
2. 高血壓患者切勿有僥倖之心，按時服藥。用藥停藥均需請教醫師。
3. 涓滴之力可以成河。相互扶助，減低患難時的體力負荷和心理焦慮。

第3課

相扶相持的網

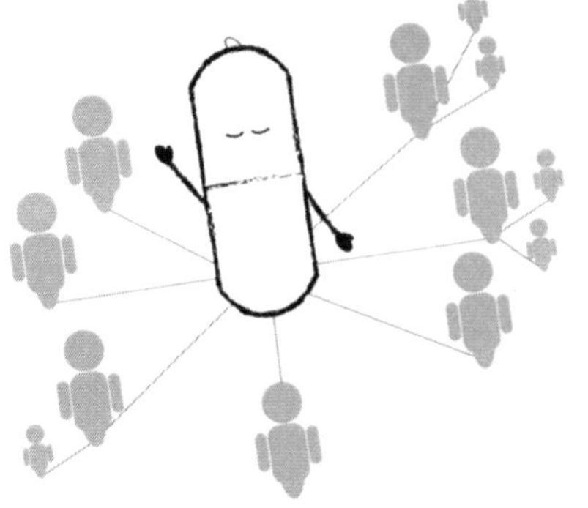

網脈相連的溫暖默默發光

素鳳

聽楚芬的同事Wendy說，楚芬在辦公室昏倒那天一直說她頭痛，下午五點多時，她從洗手間出來就說右手很麻很麻。Wendy心知那可能是中風的前兆，拿了一顆百服寧給她，可是楚芬吃了之後吐出來，全身癱軟。這時阿美大叫：「叫救護車！」也不知道是誰馬上打電話叫了救護車，然後不知道是誰想到，救護人員到公司大樓時，一定搞不清楚確切地點，所以就自動下樓去等待，引導他們上樓。

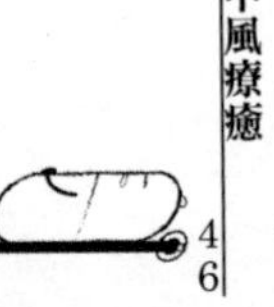

Wendy說，救護人員上來時楚芬還有知覺，能夠回應他們要她舉右手，舉左手之類的動作。當楚芬躺到擔架上時，還拉了拉襯衫，唯恐肚子露出來。阿美和另一位同事碧蘭跟著上了救護車，兩人緊張害怕到不行。阿美力持鎮定，問到了我的電話後，手抖著撥了電話。之後到達三總，車上人員要阿美簽名，阿美手發抖到無法握筆簽字。

我們事後回想，楚芬的復元比醫生預期的好很多，最重要的關鍵就是同事在第一時間送醫。更重要的是，整個過程沒有浪費一點時間，真的是做到「緊急」的最高要求。楚芬的不幸中的最大幸就是有這麼一群合作無間，反應精準的夥伴。如果楚芬不是在五點多昏倒，可能一切就大不相同了。萬一在回家路途中，又或者回到了家，那天二姐夫不在台灣，楚芬的大兒子在美國，小兒子在看診，應該九點才會到家，如果是她獨自昏倒在家，後果可能不堪設想。

而她們同事所發揮的臨場反應更是教人佩服，尤其是有人想到分秒必

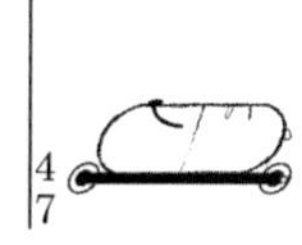

爭，自動自發到樓下引導救護人員上十樓，這真的是非常貼心的舉動，因為楚芬公司在內湖的辦公室就有三層半之多，光是一層就很大，如果沒有熟悉路徑的人帶路，恐怕耽誤了急救。

楚芬常常說，五個兄弟姐妹中，她和媽媽最像，不但性情像，連疾病都像——有高血壓，心臟也不好。的確，楚芬和媽都是思慮多，內向膽小，很不喜歡生活中的變動。不過，楚芬有一點跟媽媽絕對相反的，媽媽很重視自己的身體，有病痛一定乖乖吃藥，可是楚芬是典型的駝鳥心態，很不喜歡看醫生，也不按時服藥。她知道自己有高血壓，可是一直相安無事，她也就不以為意，那知道這個病給她這麼致命的一擊，讓她後悔莫及。

面對楚芬氣若游絲的生命，我們知道未來的路很長，家人的守護要量力而為，千萬不能感情用事。大姐楚娟個性急公好義，橫衝直撞，非常勇猛。第一個晚上在加護病房守夜，第二天還想留守，我和雅峰幾乎跟她翻臉，她才乖乖回去。此後一個月，她每天一大早就從基隆趕來，即使離探視時間還

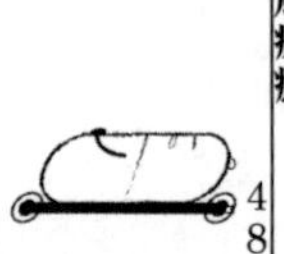

有三個小時，她躲在家屬等候室的角落開始每天念經的功課，一直到晚上八點的探視時間結束才回去。我們深知未來將會是一個長期的醫治過程，屢勸楚娟不能在楚芬昏迷的時候就用盡所有的氣力，不能把自己弄得精疲力盡，兩個禮拜之後，她才同意在下午加護病房的探視結束後就回家。

在紐約的娜娜也因為我和雅峰的勸說打消了馬上回國的計畫，我跟她說，所有能夠做的事，我們都做了，那個時刻回來對昏迷的楚芬沒有任何意義，她回來只不過增加一個人來呼喚不醒人事的楚芬。娜娜考量後，估計自己的最大效用應該是幫助楚芬復健，所以就決定延緩回國日期。這是一個非常關鍵的決定，因為她的估算很準確，訂了一個多月後的機票。就在她回來的七月三十日，她就讓楚芬第一次從病床移坐到輪椅上，到病房外繞了一圈。之後，她的專業為楚芬的復健奠定很好的基礎。

楚芬的大兒子剛考上司法人員，準備八月開始受訓，而四月底時大媳婦需前往美國醫院參與研究計畫，因為懷著身孕，所以兒子就提前辭掉律

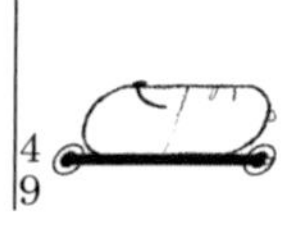

師事務所的工作，陪老婆赴美進修。聽到楚芬中風的消息，媳婦本想放棄進修回國，但聽說中途放棄會影響日後同事參與類似計畫的機會，只好作罷。大兒子在最短的時間兼程回國後，一直猶豫是否不應該再赴美；按照常理，兒子應該隨侍在側。但我一直主張他回去好好照顧懷孕的妻子，我告訴他，妻子在巴爾的摩不能出任何一點差錯，這個家再不能承受任何一點風雨。我們親人明白有適當而合情合理的安排，就不需要理會他人的眼光或評語，等他七月中回來，他可以承擔更有意義的照料，因為當時楚芬的昏迷對每一個家屬而言，根本都是束手無策。

朋友們常常說，我們家族龐大，所以才能有如此緊密的網，相互扶持。我們這一輩的男性都還在為生活奮鬥，我和楚娟退休在家，義不容辭承擔了照護的重任；下一輩的年輕人正在事業的起步階段，不可能為此長期請假。楚芬的小兒子去年才服完兵役，開始當牙醫，年紀輕輕的他突然遭此巨大的考驗，也只能咬緊牙關承受。每天晚上在看診結束後匆匆趕來，青春的臉龐流露出強自鎮定的壓抑，實在教人於心不忍。

娜娜雖未及時返國，但她隨時遙控，每天數通越洋電話，聽我們的報告，判斷情況，提示我們注意什麼，或者跟醫生護士請教什麼。那時我們發現，楚芬應該是右手右腳受到嚴重影響，左手左腳偶爾在清醒時刻能夠應我們的要求抬動。記得大約是第五天，娜娜在電話中問我，楚芬的手腳有沒有穿上護具；那時楚芬的雙手被綁起來，但是四肢並沒有戴護具。娜娜說病人如果一直躺在床上，腳板下垂，久了之後就無法平踏，到時候踩到地面會發生問題。她要我請問醫生是否可以考慮幫楚芬戴上護具，隔天復健部的醫師就到加護病房評估，決定為她的四肢戴上護具。

我們都覺得手腳被束縛很可憐，所以約好第一組進去探視的人可以鬆開綑綁和護具，讓楚芬每天有三個時段稍微享受自在之感。為了怕「換班」時兩人一起出來輪換的空檔，楚芬會伸手抓身上的管子，我們還說好一個一個出來，最後一組的人負責重新綑綁。除此之外，我們還發現楚芬的手腳越來越僵硬，也開始萎縮，所以就約定，無論是什麼人，也不分男女，進去後除了講話，手不能停，一人站一邊拼命按摩手腳。

楚芬公司的總經理也幾乎每天會到加護病房一次，如果無法前來，也會託同事跟楚芬講一聲。雖然楚芬重度昏迷，我們所有的人都當她是普通病人，只是暫時睡沉了，每天照常跟她說話，幫她按摩。在第三天的時候，有人注意到楚芬手腳的皮膚雖然抹了乳液還是很乾，總經理隔天馬上送來一大箱醫療級的乳液。每個楚芬身邊的人都盡其所能想給她一點點的幫助，希望這些點點滴滴的付出能夠減緩楚芬的不適，讓她有更多的氣力對抗折磨。

親朋好友得知楚芬昏迷都傾力相助，我的同事獲知訊息後，在第一時間請熟識的朋友親自拜訪主治醫生；在花蓮行醫的表姊夫也親自打電話聯繫，他和表姊費心費力，幾度到台北探視，給我們很大的支持力量。楚芬在公司負責的是西藥的物流，因此和藥廠或醫院有些來往，其中有好多人自動自發，直接或間接透過各種管道打電話給楚芬的主治大夫，拜託他多關照，據說電話多到主治大夫直接回答說，「已經很多人來拜託了。」或許對醫生而言，這些請託不但多餘，也可能是干擾；但是對親人和朋友而言，只能希望抓住任何一絲可以盡力的地方極盡人事。

除了盡人事，親朋好友也紛紛以各自的信仰虔心祈福，希望能夠感動天命。高雄的阿姨和表妹整夜未眠，跪求神明相救；楚芬的同事為她念經；她的美容師透過朋友向大陸的高僧求助。而楚芬兩個兒子的教友也積極為她禱告，有好幾次甚至親自到加護病房禱告。

就這樣，我們在加護病房外連結了一個相持相惜的網，網上有無數的路徑讓我們隨時可以找到支撐的力量。也許有人會感嘆，如果沒有這麼多、這麼緊密的親人時怎麼辦？其實，同事、朋友都可以連結成一個相持相惜的網；互相幫助的意義就是有來有往，彼此當後盾。當我們面對生命的無常而沮喪慌亂時，那個網就在我們伸手可及之處，等待我們緊緊抓

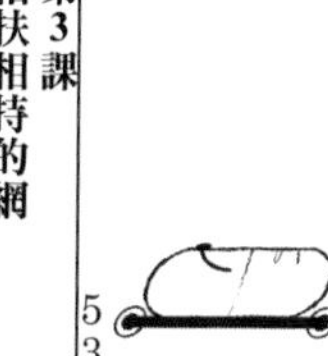

第3課
相扶相持的網

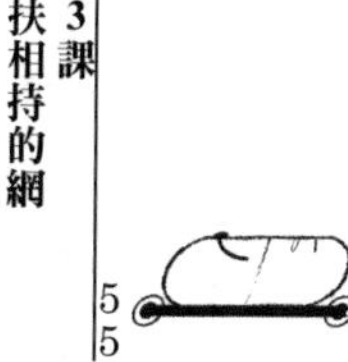

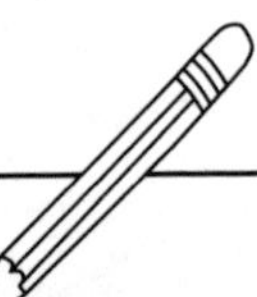

重點筆記

1. 氣切不是絕路，經過術後訓練有機會呼吸自主。
2. 面臨抉擇時蒐集資訊及他人的經驗之談，關鍵時刻尊重專業。
3. 用最大的努力盡人事，而後聽天命。

第4課

氣切與呼吸照護

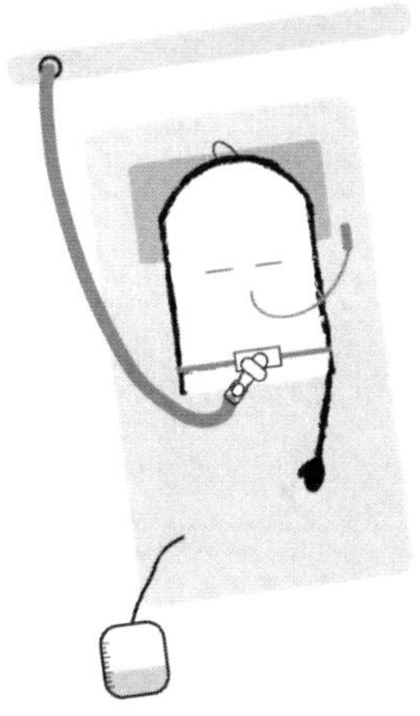

面臨抉擇千萬難

素鳳

娜娜遠在紐約，距離使她免於情感的波動，也就比較能夠冷靜地提供醫療建議。她每天念茲在茲的是如何盡一己之力，讓我們對下一步有心理準備和足夠的認識。她對楚芬病情的發展永遠比我們早一步預想到，大約是在加護病房的第七天，她就跟我提到「氣切」的可能性。而我和絕大多數的台灣人一樣，對氣切根本不甚了了，只知道民間傳言，氣切的結果大概就是放棄了。

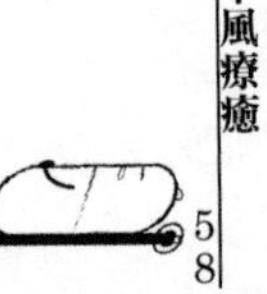

她解釋說，腦幹（brain stem）位於大腦的下方，小腦的前方及脊髓的上方，不只是大、小腦的訊息往下傳遞到脊髓（之後再往下傳至四肢）的橋樑，甚且控制、調節許多重要的內臟活動，如心跳、呼吸、飲食、循環、體溫等我們一般認為是自主的生命現象，所以才稱為「生命中樞」。腦幹同時也是許多反射行為的中樞，譬如：咳嗽、噴嚏、吞嚥等。如果腦幹因（出血性或阻塞性）中風或外傷而受損，依據受傷程度及面積大小，多少會影響到正常的生命現象，情況嚴重的話就可能死亡。

楚芬在急診室嘴巴插管原因就是幫助她呼吸，但是她在加護病房一個星期之後，呼吸能力仍舊不足，也就是腦幹的受損尚未修復到不會危及到她存活的地步。娜娜說如果再過幾天，情況沒有好轉，我們就要考慮氣切的可能性。如果腦幹恢復得好，再加上呼吸訓練，楚芬就有可能可以自行呼吸，將來就能拔掉氣切；可是如果復原不理想的話，氣切就有可能需要一直保留著。

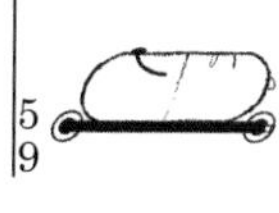

連續好幾通電話，娜娜不斷用各式各樣的實例告訴我氣切不等於絕路，可是我長期受到民間傳言的影響，態度很保留。過了兩天，主治大夫和急診室的醫生認為楚芬的呼吸能力未見改善，請家屬要考慮氣切，醫生強調，嘴巴插管容易造成肺部和口腔的感染，最好不要超過兩個星期。醫師告訴我們，插管就是用一根長達三十公分左右的管子，從嘴巴穿達肺部，其實是很難受的。而氣切手術就是在頸部氣管軟骨處切開約直徑一公分的造口，將氣切管置入，外接呼吸器，還可以做為抽痰的管道，一方面比較衛生，一方面也比插管舒服。

我傳達了娜娜的看法，可是全家人還是不肯面對，一直存著僥倖的心理，也許過兩天她就可以自行呼吸。我們一直期待奇蹟，拼命祈求上帝，祈求神明，希望不要走到這一步。

楚芬的大媳婦從事醫學研究，她在美國每天和娜娜聯繫，發揮博士的研究精神，積極找資料，加入提供正確訊息的行列。當我們還在對氣切這件事猶豫不決時，她們就寄來一些呼吸照護病房的資料。她們上網搜尋台灣的呼吸加護病房，過濾到三家，要我們親自去看看，順便也比較一下這三家和三總的呼吸加護病房。那時候我才知道，原來氣切之後需要到呼吸訓練病房，循序漸進地一步步訓練。而呼吸訓練的結果可能有三種情況，最好的情況是能夠完全呼吸自主，脫離呼吸器；有人到了睡覺時會忘記呼吸，那時就必須在晚上戴上呼吸器；如果無法自主呼吸，白天晚上都要隨身攜帶呼吸器和氧氣筒。根據她們提供的資料，台灣對氣切之後的呼吸照護和訓練在這些年慢慢發展，有些醫院已經有很好的系統，跟早年的照料不可同日而語。

二姐夫跑了娜娜提議的幾家醫院，發現三總的呼吸病房並不差。就在第十一天的時候，主治大夫明確地跟二姐夫提到需要認真考慮是否接受氣切了，因為楚芬短時間內自行呼吸的可能性微乎其微。我們在討論時，楚娟第一個就提出質疑，她覺得風險很大，她曾看過氣切不成功的例子，所

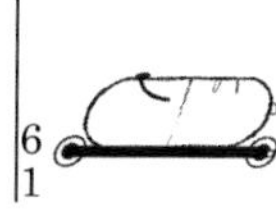

以耿耿於懷；我則是強調娜娜和楚芬的大媳婦認為值得一試。其他的人，包括二姐夫和楚芬的小兒子，都不知如何抉擇，最後決定由我打電話給台北的表姊夫，他和許多醫生是莫逆之交，各科都有，應該對台灣的氣切有比較專業的建議。

那天是星期日，我請教表姊夫的重點有二，一是當時楚芬的狀況是否適合轉院，二是如果不轉院，有何建議。表姊夫馬上聯繫一位知名醫院的副院長，他認為病人在昏迷中根本不需考慮轉院，並且力薦三總胸腔科醫師S，是他的學生，醫術精湛，他還幫我們聯繫好，要我們星期一早上去門診請教S醫師。

我和二姐夫、楚芬的小兒子三人在星期一懷著忐忑的心情到胸腔門診拜訪，行前二姐夫還提醒小兒子要將我們心中一些問題記錄下來，免得遺漏。沒想到進門後，S醫師告訴我們昨天（星期日）和當天早上他已經二度探視楚芬了，氣切是必要的。然後解釋了氣切手術，最後說，「事不宜

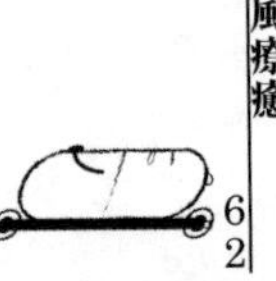

遲，就在下午手術」。

S醫師看起來謹慎寡言，不苟言笑，我們一堆疑惑就被他肯定的神態和誠懇的語氣消解了，原本準備的問題一個都沒有問。我們三人默默走出診間，回加護病房的途中，若有所失的說不出話來，就這樣決定了嗎？

理智上我們都知道這是專業判斷的結論，但是情感上還是很恐懼，深怕這一個決定誤了楚芬的一生，萬一坊間的說法應驗的話，是不是對楚芬造成更殘忍的傷害？我打電話給娜娜，她跟我說，看來醫師是很有經驗的，所以手術不是太大的問題，而且楚芬還算年輕，術後的照料很重要，只要我們小心謹慎，她覺得往正面發展的機率是很大的。

十點半探視楚芬時，發現她的喉嚨下方已經作了記號，護士也告訴我們S醫師下午動手術，似乎一切已經箭在弦上。二姐夫告訴楚芬說，下午會有一個小手術，可以讓她喉嚨比較舒服，據說楚芬聽到後點了點頭。但我猜處在昏迷狀態的她可能半知半解，因為後來她敘述加護病房的夢魘中，有彩衣人騙她說要檢查牙齒，把她從加護病房推出來，在她的喉嚨動手腳。這一段應該就是那天護士在她喉嚨劃記號時跟她說了話，然後下午從加護病房被推到手術室，經歷氣切手術的一些聯想。

氣切手術後楚芬在加護病房又住了三天，因為呼吸照護病房沒有空床，就沒有辦法開始呼吸自主訓練。我們心裡很著急，深怕她錯失什麼先機。到了第三天，因為呼吸照護病房有人自主訓練的狀況不好，需要重新送進加護病房，剛好可以和楚芬的加護病房床位互換。楚芬就這樣離開了加護病房，進入呼吸照護病房，施行呼吸自主訓練。

呼吸照護病房一大間有四床，左右兩邊各放置兩床，中間有一個工作台，護士輪班二十四小時監控病人頭頂上所有儀器。儀器上顯示的是楚芬的每分鐘呼吸次數、心跳和血氧濃度等等數據。楚芬的氣切造口上就連接著一個T型的軟管，以便連結呼吸器，以及蒸氣吸入的操作，而抽痰的時候只要將T型管拿開即可。呼吸照護病房不像加護病房，我們從每天三次定時探望的旁觀者，變成需要加入實際照護的行列，為了讓楚芬得到更專業的照料，我們請了有照顧氣切病患經驗的看護A。

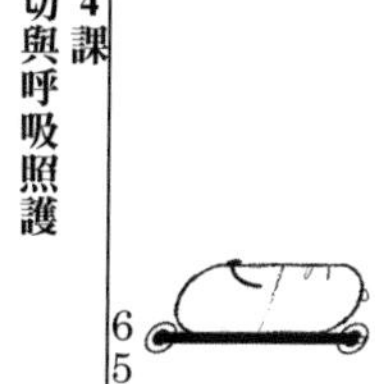

遊盪在半夢半醒之間

楚芬

不知道為什麼，我在恍惚中感覺到有人推著我的病床往地下室走，我勉強睜開眼睛，看到沿途的人都穿著醫院的衣服，或站或坐，都是在聊天。我的病床被推到最偏僻角落，是一間很大的病房，但是又不像一般的病房，裡面不僅有獨立的洗手間，護理站也設在病房內。轉個彎過去還有很多很多的病床，我也不懂為什麼我認定最最裡面則是一間冰庫，也就是俗稱的「太平間」，如果狀況不好，就會被推到那個地方。

我記得我被安置在進門右邊靠外面的那張病床，我躺在上面，完全不

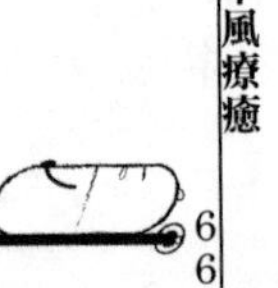

知道左鄰右舍是些什麼人，生了什麼病。在半夢半醒之間，只能看到照顧這些人的家屬或看護。對面有一位年紀約六十幾歲的先生，好像是家屬，中等稍瘦的身材，經常背著背包進進出出的，很忙碌的樣子。我一直覺得我的右手邊並排了二張病床，依序是由外勞及看護負責照料。記得那個外勞經常掀開隔帘，看我的看護A怎麼為我擦澡。而那個看護的嗓門很大，常常吹噓他對醫療看護的專業，惹得A經常跟他抬槓。

這裡的病床與病床間用淺黃色布帘圍著，大多時候，布帘不能拉上，方便護士一目瞭然所有病床的狀況，只有在醫生治療或A為我梳洗時，才會拉上它。每回布帘拉上時，我躺在床上，舉目四望是黃色布幔，尤其是在醫生診治時，肅靜冷冽的氣氛令我聯想到人死後在作法事。

我頭頂上的機器整天滴答作響，像在監看並記錄心跳及血壓等數據，我費力的抬起頭想看一下數字，只看到螢幕上有三條長線，但怎麼也看不到數字。有時候，我好像比較清楚意識到有些人在對著我講話，問我知不知道他們是某某某，問我熱不熱，冷不冷之類的。可是大多時候，我還是覺得非常非常疲累，很想睡覺。有時候會一直被吵醒，問一些事情，我在昏沉中虛應一番，覺得好痛苦，我只是想睡。

病房整天開著燈光，讓人分不出白天或黑夜，只能透過窗戶外的天色猜測；有天半夜裡，隔壁有一些不尋常的聲響，轉頭向右一看，有個年輕人手裡拿著香及一疊紙錢，繞著隔壁已被清空的病床行走，嘴裡喃喃自語，整個氣氛顯得十分詭異，難道是隔壁床的人已經離開人世了？

還有一回我目睹一個病人坐在輪椅上，由他懷孕且牽著孩童的媳婦陪同出院，心裡好生羨慕，不知道自己有沒有出院的機會。我看到病人進進出出的，可是我仍舊躺在病床上一動也不能動，我心急如焚，卻完全不知道發生了什麼事，也不知道自己為什麼變成這樣子。

我發現和人溝通好困難。我的嘴巴可以動了，雖然無法出聲，但是只要我嘴巴一有動靜，所有在場的人就馬上圍過來大猜謎。自從進入了呼吸照護病房，天花板上的燈一直照著我的眼睛，很不舒服。有一天我精神比較好，用盡力氣以誇張的唇語說：「太亮了」，說了很多次，加上一直用左手指，最後才有人猜出我在說什麼。我覺得自己很虛弱，身體好像不聽我指使，我在迷迷糊糊中覺得要表達一件簡單的事都變成好費力。

洗手間好像就在我病床的斜對面，我經常看到看護們進去梳洗，但是我自己居然一步也到不了，我根本不想讓看護幫我擦澡。我覺得自己很久沒洗澡了，好想好好沖個澡，但是我不但無法行走，甚至無法坐起來。動彈不得之餘，我還異想天開，只要把自己掛在一根自動旋轉的吊杆上，然後用水柱沖洗，不就可以不用麻煩別人了。

腦海中一直有個景象：病房裡，在規定的時間一到，義工和看護會集體幫病人拍背，拍完背後，醫生及護士會用手探病人的鼻息，有時還用針刺病人的手指、腳趾，看看他們是否還有氣息。因為我每天被禁錮在病床上，覺得自己奄奄一息，了無生趣，曾數度在她們拍完背之後停止呼吸假

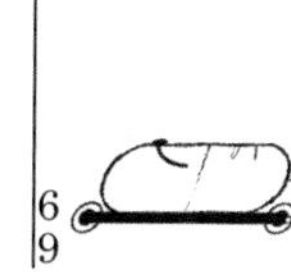

死，希望一了百了，卻因為被針刺痛而被識破。還有一回我努力止住呼吸，死命忍住椎心的刺痛感，一心一意想要結束一切，最後居然因為突然打了一個噴嚏而前功盡棄。頓時覺得求生不得，求死不能，萬分悽涼。

還有一件奇怪的事，看護A經常說些莫名奇妙的話，有時沒由來的對我說：三點半了，我要上樓喝下午茶，妳要不要去？還有一次，她說妳要換穿自己的睡衣才行……等等，咦！醫院不是規定住院時得穿醫院的病服嗎？換上自己的睡衣代表什麼？每天三點半上樓喝下午茶有什麼特殊的含義呢？是不是暗示我，病情嚴重乾脆自我了斷，或因為即將離開人世，要我穿著自己的衣服好安祥入土呢？

我好像聽到他們在說，我必須換住另一家醫院或搬到養護中心，因此大家四處打探適當的地點。在花蓮的表妹介紹花蓮海邊一間漂亮的民宿作為我往後的棲身之所。我還看到自己垂垂老矣，獨自坐在一張搖椅上，靜靜的望著無人的海灘，從白天到黑夜。

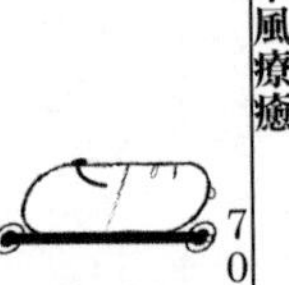

有天夜裡我夢見病房來了兩個的漂亮女生，身穿護士服，外面還罩了小外套。她們是大媳婦的好友，應她的請求來瞭解我的病情。她們看完決定隔天安排救護車將我送到三峽恩主公醫院作更好的治療，豈知出發前恩主公醫院通知病床已滿，我只好繼續在原地待著。我覺得自己好像諸事不順，莫名奇妙地癱在病床，還得面臨被醫院驅趕的命運，大媳婦請人幫忙也不成，難道就真的要獨自在花蓮終老嗎？我一肚子的疑問，卻無法表達。越來越多的問題纏繞著我，揮之不去。

住在呼吸照護病房後幾天，我清醒的時間稍微長了一些。左耳那惱人的音樂聲雖已不見，但卻聽不清楚任何的聲音。素素要他兒子用類似隨身聽的東西錄了一些我喜歡的歌曲，我比手畫腳告訴他們，耳機的耳塞要放在右耳，他們好像不知道我的左耳聽不見了。這些蔡琴、張清芳、李宗盛等人的歌曲我耳熟能詳，歌詞也都記得，但卻一個音也發不出。

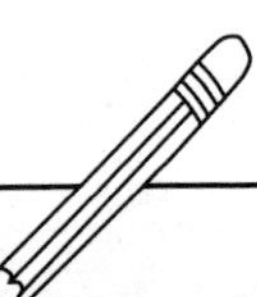

重點筆記

1. 設想病人的心情和需要，細膩地體會，理性地判斷。
2. 人體某些部位的復元需要時間，需要其他功能的配合，不是一蹴可及。
3. 是否應將病情據實以告，應考量病人的個性和習性。

第5課

同理心

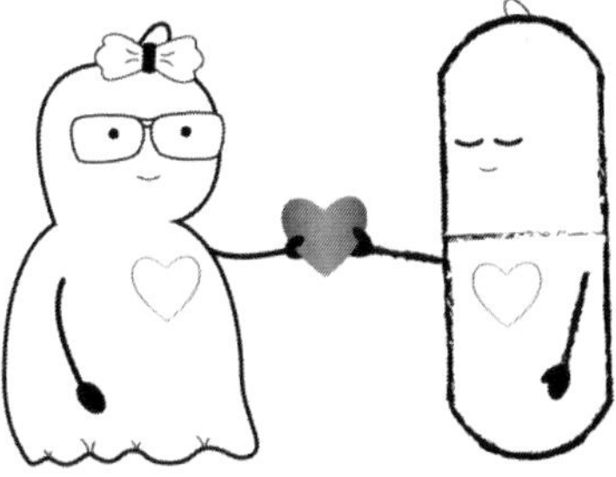

將心比心，想像她的心思

素鳳

將心比心就是發揮同理心，設身處地想像病人的心情。身為病人的家屬，同理心是一切作為，一切抉擇的基礎。但是將心比心說來容易，細膩觀察加上正確判斷才是重點。同理心以愛為出發點，這是最容易的一環，化為有意義的行動才是最難的。病人需要我們體會他的感受，並且理性地觀察他的需要，這個需要不但是生活上的需要，還有心理上的需要。而每個病人的心理需要可能因個性，習慣，環境而各有不同，除了細膩入微的觀察和感同身受的情懷，經驗與判斷才能夠讓同理心有建設性。

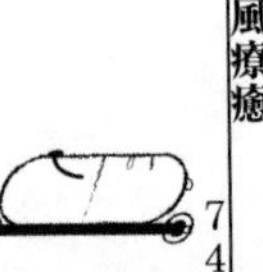

楚芬在加護病房時，娜娜就要我找個機會告訴楚芬發生了什麼事。她說如果楚芬的智能沒有受損，她會對一切感到十分困惑，尤其發現自己手腳不聽使喚，甚至無法言語，她會很恐慌。不管她是昏迷還是昏睡，我們至少要讓她知道發生什麼事，要安她的心。娜娜的提議著實讓我嚇了一跳，我的「傳統」概念是不要告訴她，以楚芬的個性，如何接受自己中風，手腳麻痺的事實？娜娜說，以楚芬多慮的個性，如果不跟她說狀況，可能會讓她疑神疑鬼，我們的避而不談只會讓她覺得自己毫無希望。但是我擔心「中風」兩個字會讓她更焦慮，因為我們一般人對中風二字已經有許多負面的聯想和刻板印象。

我和娜娜兩人都是以楚芬的個性為基點，但卻有兩種不同的「同理心」。也就是視角不同，主張就會有異。經過討論，娜娜的觀點說服了我，我們決定告訴她狀況，但先不要用「中風」兩個字，先避重就輕，只描述病情。最重要的是不斷跟楚芬強調，治療後就會好，叫她不要擔心。

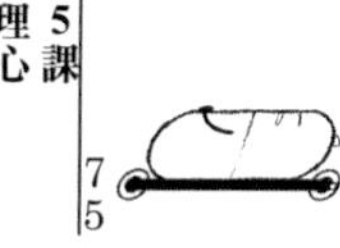

第三天探視楚芬時，發現她雖然還是昏睡狀態，但大聲叫她時還算有點反應。我就照著娜娜「擬定」的說法，一個字一個字大聲地說。我先問她記不記得在公司昏倒了，她點了點頭，我說：「你昏倒了，所以被送到醫院，你現在在醫院，已經沒有什麼問題了，好好休養就會好了；你現在嘴巴插了管子幫你呼吸，過幾天就會拆掉。」我記得第一次跟她說了之後，她點點頭，沒有什麼特別反應。隔天我再問她，你知不知道為什麼在醫院，她搖頭。後來我也告訴二姐夫，適時讓她約略知道情況對她比較好。我們都不確定她了解多少，但是仍舊不斷重複。

一直到呼吸照護病房，她似乎知道了自己昏倒住院，但是那時我們都避免提到中風二字。以她的個性，恐怕一時無法接受自己中風；我們連氣切二字都不敢提，只告訴她喉嚨開刀，好讓她舒服些，不能發聲只是暫時的現象。她那段時間迷迷糊糊的，但是我想也許那些話支離破碎地進入她腦中，可能在加護病房的時候不清楚到底自己身在何處，但是到了呼吸照護病房時似乎漸漸意識到自己在醫院了。

是否跟病人吐實病情，的確是一門學問，而且永遠沒有標準答案。記得我們知道媽媽罹患膀胱癌末期時，我們全家都主張不要告訴她，我們子女都很清楚，如果她知道了一定很沮喪，她會覺得自己八十多歲了，不可能熬得過；癌症會讓她聯想到的就是拖累家人，是窮途末路。娜娜還是用她那招——避重就輕，她告訴媽媽所有狀況，也告訴她需要開刀切除膀胱，術後需要有什麼改變等等；娜娜將媽媽的病況詳細說明，就是沒有用那個讓人退避三舍的字眼。娜娜的先生是美國人，他覺得很不可思議，病人自己不知道生了什麼病，可是她身邊的人全部都知道。娜娜告訴他說：“She knows everything.”（她什麼都知道）她先生反駁：“She knows everything but truth.”（她什麼都知道，除了實情）即便如此，我還是覺得這個課題需要有不同的答案，唯一的考量點就是病人的個性，而這一點就只有家人或親近的朋友才能衡量。

楚芬在呼吸照護病房的最大目標就是呼吸自主訓練，也就是希望她能夠脫離呼吸器拔掉氣切。我們已經知道，訓練的最佳結果就是脫離了呼吸器，這當然是我們最期待的狀況。退而求其次就是白天不需要呼吸器，夜晚睡覺時仍須仰賴呼吸器。我們最怕訓練失敗，楚芬從此離不開呼吸器。楚娟的女兒在美國，有一天吃飯時看到一個人帶著呼吸器，還特別上前跟她聊了一下，然後打電話轉告大家，最壞的情況不過如此，藉此鼓勵大家不必太過沮喪。話雖如此，我們還是打從心底希望楚芬加油。

我們每天分批探視楚芬，大家一致的動作都是盯著她頭頂上方和床頭旁邊的儀器，仔細比較各數據。受限於醫學常識，我們最在乎的就是她拔掉呼吸器的時間以及每分鐘的呼吸次數。護士告訴我們，先從一小時開始，然後慢慢增加，特別要注意楚芬能夠承受的程度。我們和看護自作主張，將每天護士規定的訓練時間逐次加碼，還有點沾沾自喜，以為自己趕進度就會有超前的效果。有天晚上我八點鐘的時候離開，看護說，今天看看能不能拖過夜。結果十點的時候，雅峰就打電話告訴我，失敗了。因為楚芬後來呼吸無力，護士叮囑接回呼吸器，隔天重新訓練。

這次的失敗給我們一個很大的教訓——不能操之過急，人體的奧妙不是照著常理推進，也不是所有器官的功能在密集訓練之下就會恢復，人體機能的復元需要的就是時間，根本就急不來。隔天開始，我們大家都調整好心態，嚴守循序漸進的原則。娜娜也提醒我們所謂訓練就是需要時間，而且這時候的訓練有它實質的意義和實際的功能，對未來的自主呼吸有影響，訓練的過程重視的不是只有簡單的幾個小時不用呼吸器而已。

楚芬在呼吸病房時，醒來的時間稍長了，這就表示她對外界的人和環境的意識比較清楚，也就是她有一些意見要表達。剛開始的時候她比手劃腳，表示冷和熱。這時候我們發覺她的冷熱變化特別快，而且毫無脈絡可循。娜娜說，因為她的感覺體溫方面的神經受傷，產生錯亂，所以冷熱傳導的訊息和正常的時候有差別。有時候她比著要開電風扇，還要加上扇

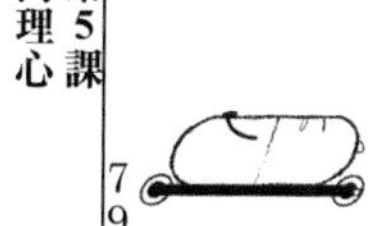

子，沒過幾分鐘，又比著要蓋被子，而且常常是蓋了被子還是冷，需要蓋兩條，甚至三條被子。

我們告訴她，可以用嘴巴表達，由我們讀唇型猜測她的意思。那時候才知道讀唇語不是件簡單的事。常常是一堆人東猜西猜就是猜不到，弄得她很沮喪，我們也很無奈。每回她有什麼需要都得花很大力氣表達，後來我想到不如列個表，將她的需要依序寫上，排上1，2，3…。我揣測她可能的需求，列了10個項目，例如：1、太冷；2、太熱；3、嘴巴太乾（要沾水）；4、我要睡覺；5、太吵了……有了這個表，她只需要比1，2，3，4就比較容易表達了。

但她還是有其他的意見需要表達，有回她一直重複某三個字，我們幾個人圍在床邊，怎樣也猜不到。通常我們猜不到時，我就會打圓場說，你先睡個覺，等一下再講。那一回她硬是不肯，一直說。還好楚娟正好晃到床尾，看到了她的舌頭捲起來，才猜到她說的是「太亮了」。原來幾天來她的眼睛正好對著天花板的燈，讓她很不舒服。

我跟娜娜通電話時跟她提到我們每天的大猜謎，她提議讓楚芬試試用左手寫字。我想到躺著寫字需要有一個很硬的東西頂住讓她寫，立刻到三總地下室的金石堂找到了一個硬板，第一次讓楚芬寫字的時候，她的左手根本握不住筆，只能勉強劃兩劃筆就掉了。那時我才體會到，她需要很粗厚的東西才能握住。我陸陸續續試了簽字筆，試了彩色筆，甚至買了蠟筆，都不合用。我把我們的困擾跟娜娜講，她想到讓楚芬用左手在我的手心上寫，這樣不用握筆，也許比較容易。我試了一下，發現一筆一劃在手心時都是虛空的，好像很不真實，也不是那麼容易猜。還好隔天碰巧看到一個朋友桌上有一支特大特肥的筆，喜出望外，直接就開口向她要來，果然效果不錯。

筆可以握住了，但是躺著寫字，加上是用左手寫，每個字都是撇來劃去，而且一個字就會佔滿一頁A4的紙，不過這種比較「具體」的謎還是好猜多了。隨著楚芬清醒的時間加長，她想要「交代」的事情越來越多，

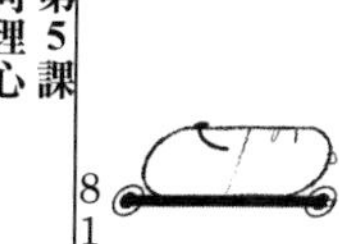

只要是精神狀態還好，她就會比著要寫字。當然，她越寫越多，躺著用左手寫出來的字跡也就越來越清楚，有時候甚至還寫英文。她寫的大多是對未來的憂慮，和對兩個兒子的牽掛，剛開始看到她叮嚀「後事」，我總是壓抑著心酸，若無其事地跟她說無聊。後來我想到，如果是我，我也會有同樣的擔憂和牽掛，於是我就會很肯定地跟她保證，一定幫她做到，之後重複告訴她，她一定會好起來。

其實楚芬昏睡的時候仍然很長，我們探視時會叫醒她，她陪我們說話的時間原本只是幾分鐘，後來大概勉強撐個十分鐘，偶爾可以清醒個半小時，不過絕大部分時間她還是很疲累。朋友同事探訪時，有時只睜開眼睛輕輕揮個手，一轉眼就睡著了。我們一直以為她能夠跟我們溝通就是完全清醒，只是很疲累需要休息。直到後來楚芬能夠暢所欲言的時候，敘述她在呼吸病房的印象和恐懼時，我們才知道她其實在這段期間仍處於半夢半醒的狀態。

也許是昏睡中迷迷糊糊知道外界的狀況，她在虛虛實實中結合了心中的恐懼，才會有許多死亡的聯想。她的隔壁床是一位年事已高的病人，無法行動，不能言語，看護的嗓門很大，的確也很自以為是，常常跟我們的看護A抬槓。但是她的右手邊只有一床病人，並沒有外勞照顧的病人。

隔著護士的工作檯，在楚芬對面那頭的病床是一位老太太，由她的兒子親自照料，瘦瘦高高的，的確也是忙進忙出的。這些印象也許是她拼湊出來的，與事實相去不遠。但是每間呼吸照護病房裡只有四床病人，而她想像中的冰庫其實是洗手間，還有其他的怪異狀況，例如有人燒香，有人出院，甚至有關轉院的討論，大媳婦的朋友來探視，這些都是她的幻想。

有一回，看護A跟楚娟建議準備兩套前面開扣的睡衣，一方面避免碰觸到氣切口，一方面方便穿脫。楚芬大概是在半夢半醒的狀態下聽到她們的對話，一意認定讓她換上睡衣就是代表了她不久於人世，硬是不肯換睡衣，而且一直重複在板子上寫著同樣的問題——「我是不是要上西天

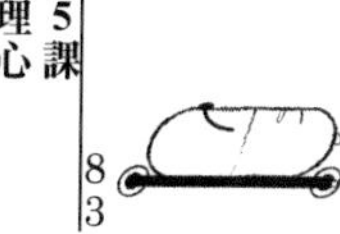

了」。楚娟和看護一直解釋，楚芬一點也不信。最後她們兩個將護士請過來作證，沒想到楚芬還是不信，在板子上面寫了兩個字：「放屁」，被引為當日笑談。這兩個字還寫的很工整，是她第一次寫的清楚明瞭的字。

來探視楚芬的總經理聽了這個笑話，隔天就很貼心地送來一套淺粉橘的睡衣，很漂亮，質料很好，她非常慎重地跟楚芬保證，沒有人會把睡衣當成最後的服裝。也許是總經理從不說假話，也許真的是粉嫩漂亮的睡衣打動了她，楚芬的疑慮似乎就解除了。

我的兒子平日雖然寡言內向，卻常有驚人之見。有回跟著我從醫院回來，他對我說，你們可不可以不要一直重複對二姨講一樣的話，你們一直跟她說她會好的，但是以她的情況，她根本不會相信。他建議要讓二姨的心思放在不同的地方，比方說，聽聽音樂。真是一語驚醒忙中人，我們昏頭轉向，只注意她生理上的需求，只重複告訴她不要擔心，但其實這些都是消極的。如果有熟悉的音樂陪伴，情緒或許能夠舒緩些，也可以避免她胡思亂

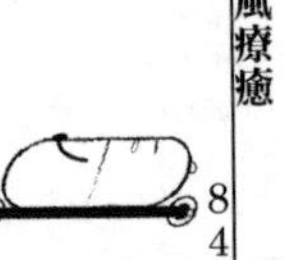

想。於是兒子將我的隨身掌上型MP3灌滿了蔡琴，費玉清，張清芳等人的歌曲，有些還有畫面。

兒子想到這招真的很不錯，楚芬聽著聽著，臉上有了不同的表情，放鬆了許多，有時候還會動動嘴唇，應該是和著歌詞。有一次她耳朵塞著耳機，嘴巴要跟我說什麼，我猜不出來，趕快拿筆給她寫。她寫——「願嫁漢家郎」，我趕緊拿過來聽，果然是蔡琴。我很興奮，她不但是具體的生活瑣事沒有忘，這些抽象的文化記憶也健在。

有天晚上十點多，楚芬的小兒子打電話跟我說，他下班後去看媽媽時，她正在聽音樂。他問媽媽還想聽什麼歌，她寫下「淚光閃閃」，我馬上錄了夏川里美的歌聲。楚芬就在淚光閃閃中七十二小時不靠呼吸器，完成了呼吸自主訓練，離開呼吸病房，脫離半夢半醒，似幻似真的糾纏，轉入普通病房。

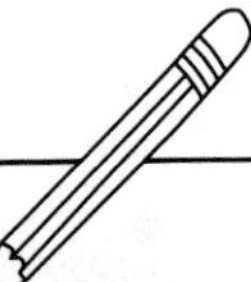

重點筆記

1. 拔除鼻胃管前須有吞嚥訓練。如果訓練過程有困難，可以請醫生照會語言治療。很多醫院的語言治療部門都有專門訓練吞嚥的治療師。
2. 拔除氣切管通常是在鼻胃管拔除之後，以免在吞嚥訓練時病人嗆到；萬一食物誤入氣管時，可以很快將食物經由氣切口抽出。
3. 拔除導尿管前須有尿意訓練，聽取醫師和護士的指令需要謹慎細心，確定每一步驟每一細節是否正確無誤。
4. 以最大的耐心和愛心陪伴，為虛弱的病人建立信心。

第6課

普通病房

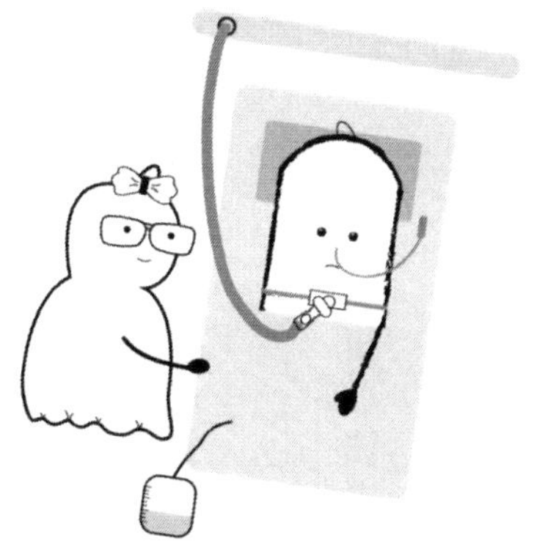

在冷酷的現實中等待

楚芬

轉到普通病房後，現實世界的一點一滴慢慢回流，腦海中那些夢魘駭象逐漸散去。在此之前，我感覺到自己右手右腳無法動彈，我知道自己有口不能言，如今我才驚覺我身體的改變不只如此。我的左眼不但無法緊閉，也無法隨著視線轉移到左邊，我的左耳一直轟隆作響，左半邊的臉分分秒秒都處在麻麻的狀態，而且無法牽動。我的右手右腳簡直不像生長在我身上，好像是貼在身上的附屬品，我根本無法讓它們做任何一點動作。有些時候我感覺（或幻想）自己有了第二隻右手，原本的那隻手根本毫無

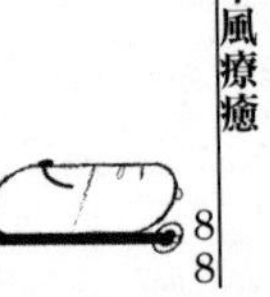

作用的貼在那邊，我努力地想抬起那隻虛幻的右手。

我發現我的身上有三根管——鼻胃管、氣切管和導尿管。初期的時候我幾乎是全天躺著，抽痰、灌食、擦澡、更衣、解便一律在病床上，連藥都是從鼻胃管解決。據說我頭上原本有一條引流管，但是它何時被拔除，我毫無印象。

由於氣切的關係，因此頸部靠近氣管的地方有一個切口，醫生用一個塑膠製的套管固定在切口上，然後接上氧氣，幫助我呼吸。此外，這個氣切套口還可以換接到一部裝有蒸餾水的機器，以蒸氣溼潤氣管內的積痰，再以拍背方式將痰清出，以免積痰跑到肺部。這道蒸氣的過程我稱它為spa時間，一天必須作三到五次，每次約需二十到三十分鐘。每天除了拍背還需要抽痰，用粗細不一的管子從氣切口直接插入抽痰，每天都必須進行數次，幾乎是痛不欲生。

氣切套口必需用塑膠製或銅製的圈圈固定，而此圈圈則必須用一固定

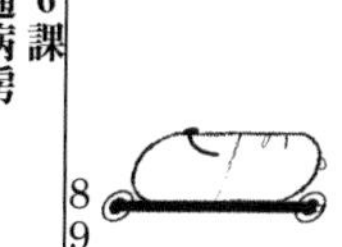

的帶子緊緊環繞著脖子，不可太鬆以免圈圈在咳嗽時移動傷到氣切口。我還記得經常因為脖子被勒得太緊，而央求護士將帶子放鬆一點而遭到拒絕，只好在脖子被勒的感覺中度日如年。我被禁錮在病床上，身上處處被制約，除了三條管子，還有護具，右手右腳的護具需要長時間戴著，雖然右手右腳已無知覺，可是被硬梆梆的東西綁著，還是極端不舒服。

我的眼睛變得非常敏感，一直覺得天花板上的燈光太過刺眼，用布帘遮擋才稍稍減低不適感。床頭的那盞燈據說是方便醫護人員晚上巡房進行量體溫等例行工作，即使到了晚上也不能關掉，我也覺得備受干擾。後來我又發現自己看任何東西都是重疊的，有兩個影像，就是醫學上所說的「複視」，據說是動眼神經受傷使得左右眼移動無法協調的結果。

家人跟我說，我腦幹出血，是輕度中風，過一陣子就會好了。但是，我越來越覺得不妙，我忍受著一切不適，但卻毫無改善的跡象，反而越來越清楚身體的損傷如影隨形，揮之不去。左耳的噪音如雷貫耳，沒有停歇的時刻。病房內只要同時有兩個人說話我的耳朵就無法忍受，但是一個人說話的音量如果不夠大，我也聽不清楚。我的嘴巴不但僵硬、發麻，而且只能微開，無法大開。我的眼耳口一無是處，躺在床上，右手右腳已經不聽使喚，左腳根本無用武之地，唯一能夠移動自如的就是我的左手。我每天每天心裡想著，難道我剩餘的歲月就要如此癱瘓在床上？

我回到了現實世界，但現實是如此冷酷；我整個人已經不復以往，以後我要怎麼辦？我好害怕，不知道未來的路怎麼走。我一方面害怕自己不久於人世，三番兩次交代後事，一方面又害怕自己從此纏綿病榻，拖累家人。每每思及這一切苦難折磨，不盡悲從中來。家人不斷解釋我的病情，一直告訴我最壞的情況已經過去，但是我每天每天就只是躺在病床上，感覺不到有任何進展，我心急如焚，不知何去何從。有好幾次，我萬念俱灰，覺得生不如死。

原本我是一個很怕麻煩別人的人，我總是寧願自己多付出一些，堅信

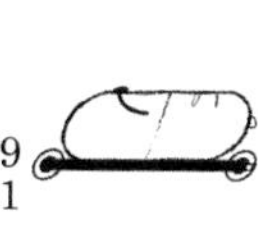

施比受更有福。而如今，我只能平躺著，接受親朋好友的付出。在病房裡，白天除了看護外，楚娟一大早就從基隆趕過來陪伴，深怕我懷憂喪志。她一直是全家最有活力的過動兒，是最典型的大姐，不但無微不至地照顧我的生理需求，也很能體會我的心思，不斷跟我說東道西，化解我的愁悶，一直待到下午才回家。素素每天下午三四點過來，一直到九點鐘才回家。她是個理性的讀書人，為了鼓勵我，搜尋了許多案例以資佐證。她每天每天轉述娜娜的分析，不斷強調神經的修復需要時間，重複又重複提醒我日後的復健一定可以幫助我重新站起來。雅峰每天固定在早、中、晚探視，看到我有什麼需要，不必等我開口就自動張羅。振聲只要回到台灣也會留在病房陪伴我，小兒子每天晚上看診結束都已經九點多，他還是騎著車，長路迢迢地趕來看我，跟我說話，安我的心，在我床邊禱告後才回去。每回我自怨自艾，求生意志軟弱時，我就會想到大家對我的全力付出，他們盡一切所能幫助我，我如果放棄，他們的失望遺憾如何弭補？

除了夜晚夢醒時孤獨地沉溺在沮喪中，白天時總有親人相伴，消解我的憂慮。我的不平、無奈、悔恨、恐懼在親人接力似的關懷下，慢慢放下；我知道自己需要學習接受一切，才能面對復原過程的一切折難。我身邊的人用盡全力要拉我一把，我感受到他們的付出，他們的愛和陪伴讓我在現實的冷酷中慢慢回暖，我似乎找到了堅持下去的力量。

後來醫生叮嚀我需要練習坐起來，剛開始的時候簡直是大工程，周邊三四個人如臨大敵，各就各位。病床一搖起，馬上有人在我背後墊上一個或兩個枕頭，但我還是坐不穩，整個人搖搖晃晃，東倒西歪。我的頭根本不像是歸我指揮，脖子軟弱無力，完全無法撐住頭部，一勁兒往前倒，旁人一直說不要往前倒，可是我根本撐不住。我的頭需要有人幫我扶住，我才能勉強坐個幾分鐘。我想到以前逛街，左顧右盼，從容自在，現在連坐都這般歪七扭八，真的恨死了自己。

我不知道自己的臉成了什麼樣子，一直到小兒子安排尼泊爾來的牧師用Skype為我祈福時，我才從電腦銀幕下端的小框框發現自己不僅双頰凹瘦，眼歪嘴斜，頭髮剃光，還帶著氣切管及鼻胃管，一臉病容，我簡直無法相信自己完全走樣，第一次深刻體會到「不成人形」的淒涼，頓時很感自卑，自此很不希望訪客探視。後來無意中發現躺著的時候比較看不出來眼歪嘴斜的狀況，因此一干同事來訪時，我均以此姿勢與她們聊天，只希望生病時的形象也不要太難看。

我身上的三條管子，最先拔掉的是導尿管，拔除之前的訓練，我已沒什麼印象，好像是注意我的導尿管要不要用橡皮筋綁緊或鬆開，我不是很清楚到底是什麼意思。我只記得到了拔除的時候，護士要我大量喝水，並要我想像水流的聲音，或者要我聽聽馬桶沖水的聲音等等，可是就是尿不出來。失敗後，護士就把管子重新插回去。這樣重複了大概三四次，我心裡很急，很怕以後需要一直用導尿管，如果變成這樣，實在很狼狽。所幸最後一次在娜娜回台的時候成功地拔除了。

其實我最想趕快拔掉鼻胃管，鼻孔裡接著一根管子很受干擾。醫師說一定要能夠吞嚥流質的東西而不嗆到時，才會考慮拔除，否則進食和吃藥都會成問題。因為我左臉麻痹，吞嚥困難，醫師提醒，喝流質的東西必須先用口含著，仰頭並向右傾斜，讓液體流到喉嚨右側後（正常的一邊，無鼻胃管的一邊）再吞下。原本呼吸、吞嚥這些事情都是與生俱來的本能，中風把這一切徹徹底底的毀了，我別無選擇，只能重新學起，而且得一步一步耐心地做，稍有不慎就嗆到，咳的天翻地覆。我好恨自己，輕忽高血壓的威力把自己逼到如此不堪的境地，這個咎由自取的代價未免太大了！

我從吃一小口布丁之類的半流質食物開始，然後喝開水，從1cc，3cc，5cc，10cc，慢慢增加。原本我是美食的愛好者，自詡味蕾挑剔，現在卻淪落吞一口東西都需要小心翼翼，記住每一個吞嚥的小細節，根本不在乎美不美味，只計較每天能吞多少量。素素挖空心思，張羅各種容易吞嚥的食物，等到可以吃稀飯時，楚娟更是每天早上五六點起來親自熬煮，趕搭頭班車，從基隆送來熱騰騰的稀飯讓我當早餐，希望能夠在少量的食物中創造高量的營養。

在練習吞嚥的過程中，每天也同時練習坐立，上半身從虛弱不堪的前後左右搖晃，慢慢進步到左右晃動，然後到輕微不穩，坐起來的時間也慢慢增加。一直等到每天三餐的食量達到醫師要求的最起碼標準，主治醫師才拔除了臉上的鼻胃管。

我脖子上的氣切套口必須隨著切口直徑的大小更換，還記得第一次換圈圈是由當初開刀的S醫師親自來更換，他講話很有一言九鼎的氣勢，絕無贅言，身旁跟隨的醫生好像很佩服S醫師。我想，S醫師應該是此科權威吧，那就一切由他做主。兩個月之後，我們知道可能快要拔掉氣切管了，也知道一般有兩種處理傷口的方式，一是讓它自然癒合，一是縫合。據說自然癒合疤痕深而明顯，縫合會比較漂亮。我很怕痛，又害怕以後頸部有個凹洞，不知應該如何抉擇。拔氣切管前夕，S醫生來病房巡視，我趁機問他，縫合還是讓它自然癒合比較好？那知醫生簡單四個字——「幹嘛要縫？」所有的人，包括我自己，全都噤聲不語，乖乖聽命，隔天，我身上的第三根管子就拔掉了。

娜娜一再叮嚀我，不管是縫合或自然癒合，在傷口癒合後，每天早晚務必擦上隔離霜淡化傷口的疤痕，我原本半信半疑，而且心想，我現在全身上下扭曲的扭曲，沒知覺的沒知覺，還在乎什麼疤痕什麼淡化的？但又不好辜負她的叮囑，姑且聽從之。過了半年之後才發現，此種方式果然有效，傷口的顏色幾乎與頸部的顏色一般。回想當初還是猶豫自然癒合會有凹洞，S醫生果然高明——「幹嘛要縫」真是經驗之談，我們這些似懂非懂的人真是杞人憂天。

我在普通病房待了兩個多月，期間因為健保規定，部分費用只好以自費方式辦理，所幸我的公司為員工投保的團體保險條件很好，大大解除我在醫療方面的負擔。回顧普通病房的日子，從初期怨怪嘆恨現實的冷酷，到後來無奈接受事實，聽從一點一滴的各種訓練，一毫一厘重建身體的機能，一路過來，真的是血淚交織，不堪回首。

感情用於人，理智用於事

素鳳

楚芬在加護病房和呼吸照護病房時處於「言聽計從」的狀態，因為她多半是在昏睡，所以任人擺佈。轉到普通病房後，她的意識逐漸清楚，而家屬也可隨時在側，和她對話的時間越來越長，她越來越清楚發生了什麼事，也越來越清楚自己身上的變化。

娜娜說，腦幹中風除了會出現一般的常見的中風症狀之外，最讓人擔心是因為它常常會伴隨腦神經（共12對）受損。而楚芬可能是第3到第9對腦神經都受到損害，所以才會臉歪嘴斜、臉麻、複視、左眼無法緊閉、左耳聽力受損、吞嚥困難等等，都是一般中風病人較少見的現象，也就是說，楚芬的狀況算是蠻嚴重的。但是一開始的時候，我們害怕楚芬無法承受，眾口一致地告訴她，只是輕度中風，只要復健就會復原。

其實楚芬最幸運的一點就是，她的智能絲毫未損。但是腦筋清楚的另外一個連帶作用就是心理的糾結；楚芬的心理所承受的苦楚不亞於她身體的損傷。她剛開始的恐懼隨著意識的清醒，漸漸轉化成悔恨交織的不平衡。身體的走樣讓她自慚形穢，每天的例行訓練讓她苦不堪言，在日復一日的身體重建過程中，浮上她心頭的永遠是──「為什麼要我受這個苦難？」以及「我以後怎麼辦？」

面對自己完全走樣，楚芬每天每天沉溺在無助的眼淚中，身旁的人除了不捨之外，也只能委言相勸。還好楚芬有一個很大的優點，她會把心事說給親人聽。我發現她的脆弱最常在楚娟面前流露，有時楚娟也會激動得陪著痛哭。面對如此重大的轉折，任誰都需要時間調適，楚娟在

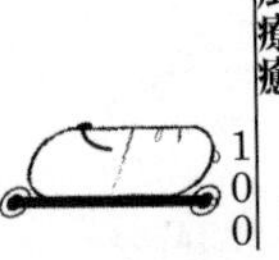

她面前扮演了感性貼心的角色，熱情地展開雙臂接收楚芬所有的憂慮和哀嘆。

但是如果一昧地任由楚芬沉溺在自憐的情緒中，可能反而會讓她越陷越深。楚娟在早上的時段扮演白臉，讓楚芬累積的怨忿——或者是前一晚午夜夢迴的脆弱——有了宣洩的出口。到了下午我去探視的時候，楚芬多半是平靜的，而我就比較容易用理性的態度苦苦相勸，我知道她對自己非常沒有信心，一直懷疑康復的可能性，因此我每天的功課就是準備一些實例開導她。當然，別人和病痛搏鬥的歷程並不一定適用於她，她對自己身體狀況的疑惑與不安，在我的例子中找不到解方，但我還是不厭其煩地講給她聽。反而是雅峰的邏輯和說理比較能夠讓她安定。而每當她對身體有任何一丁點的疑問時，娜娜以專業的角度為她詳細分析，耐心地開導，娜娜的電話是她心靈的最佳良藥。

我最常引述的實例就是S.H.E的Selina被火紋身的慘痛經歷，我仔細閱

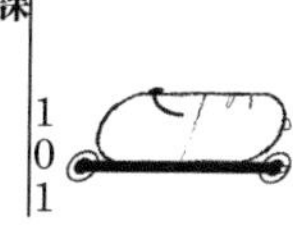

讀張承中寫的《上蒼選了妳——全民女孩Selina的地獄90天》，轉述Selina一步一步、血淋淋的奮鬥歷程。我告訴她，Selina的雙腿除了腳趾頭和腳底板之外，「都是深三度灼傷，是均勻地，環狀地全毀，沒有留下一丁點好皮」。在這麼慘痛的煉獄中，Selina的家人還能鼓勵她說，還好腳底板沒有灼傷，否則連站立都是問題。

我不斷找實例，日復一日的「洗腦」，目的是想讓楚芬了解，她的遭遇絕對不是最慘的，比她更嚴重的創傷都有可能逐漸康復，她沒有理由懷疑自己的能力。等到楚芬從虛弱癱軟進步到可以短暫坐起身時，我趁機幫她「回顧」最初的力不從心，讓她清楚了解自己的確一點一滴朝向復原之路緩步前行。

每當我敘述完某個例子後，楚芬的反應都是，「他／她一定沒有我嚴重」。唯一沒有讓她反駁的就是Selina的例子。張承中以日記方式將Selina的治療過程詳實記載，我自己深受啟發，也第一次感受到這類的回顧對病人和家屬真有正面的意義。這樣的書以側寫的方式記錄醫療過程，讓一些正在和病痛纏鬥的病人和家屬有了參照的依據，知道那些痛不欲生的折磨一定會過去。

我用理性的角度開導她，有時還會趁機說說她。例如，有回她又感慨為什麼自己那麼不幸遭此變故，我很酷的回她，「誰教你不好好吃藥？」她嘴硬還回我說：「那麼多人高血壓不吃藥還不是好好的！」話雖如此，她真的深受其害，深知其苦了。現在的她十分謹慎，早晚量血壓，每天定時服藥，不曾或忘。

或許因為我們軟硬交錯、感性與理性齊發的攻勢有了效果；或許普通病房裡的治療和復健讓她疲累不堪；又或許她思前想後，決定勇敢面對，總之，隨著時間，楚芬的痛哭心酸逐漸減少了。當然，三不五時她還是會傷心感慨，但大多時候，她努力配合所有的指示，狀況也就一天比一天進步一點點。

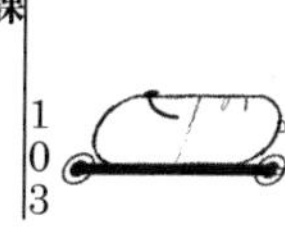

楚芬一向很幽默，很會運用鮮活的比喻形容人事物，母親在世時，楚芬是開心果，她總是拿自己的事來取笑，很會犧牲自己，成全「大笑」。在普通病房一段時間後，我發現楚芬的幽默感慢慢回來了，每天總會跟我說一兩件有趣的觀察或心得，當然還是挖苦自嘲的居多。我總覺得她的苦中作樂正是她善良體貼的寫照，因為她感受到大家的辛勞，想讓我們在奔波勞累之餘，紓解心情。

剛到普通病房時，楚芬還是躺著用左手寫字，寫在夾著A4白紙的硬板上。有回我兒子陪我去醫院，回家的路上他跟我說，可不可以想辦法讓二姨用iPad寫字，因為她每天浪費的紙張實在太驚人了。隔天我在病房提到兒子的建議，楚芬的總經理在場，馬上就將她自己的iPad送過來。

用iPad的確比較輕鬆，但是初期楚芬躺著寫字時，字體無法控制，還是斗大的，iPad上手寫輸入的那個框框對當時的她而言，實在太小，常常是寫不了一個字。我把問題丟給兒子，他想到了下載「黑板」的應用程

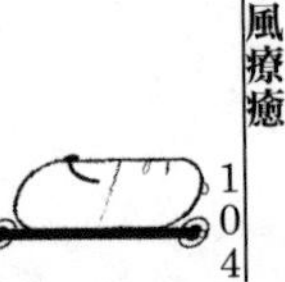

式，這麼一來，整個畫面就大約是A4紙張大小，可以讓她好好寫，雖然還是只能寫一個字。後來她慢慢練習控制，等到可以坐起來時，一個版面就可以寫上好幾個字了。直到現在，楚芬的右手還是無法行筆自如，靠著左手，她還是依賴著iPad發信，寫文章。

楚芬離開呼吸照護病房時脫離了呼吸器，但仍需要藉著頸部的氣切套口接上氧氣，讓她呼吸的血氧濃度維持在百分之九十五到九十八。在普通病房時，為了練習不依賴氧氣供應而呼吸能維持正常的血氧濃度，我們需要將氧氣接管拿掉，但此時需要以血氧機偵測，以便在血氧濃度降低時將氧氣接回。原本醫院的護理站提供血氧機，但因為需要者眾，常常得費時等候。為此，雅峰買了一個血氧機，每當氧氣管拿掉時，血氧機就夾在楚芬的手上或腳上，隨時監視。上面的數字低於九十時，我們就趕快將氧氣接回去。慢慢地，楚芬離開氧氣供應的時間越來越長，最後終於脫離了氧氣供應，可以維持正常呼吸能力了。

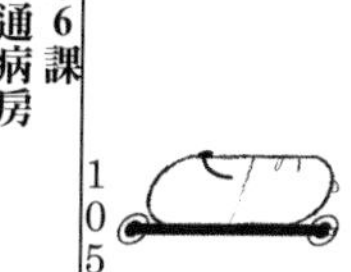

在普通病房約兩個星期後，護士告訴我們要膀胱訓練，準備拔除尿管。護士來指導時，楚娟和看護在場，根據她們兩人的敘述，護士說把導尿管用橡皮筋綁緊兩小時，然後鬆開兩小時，兩天後就拔尿管試試看楚芬是否可以自行排尿。第一次我們遵照指示，兩天後楚芬拔除導尿管，可是怎麼試她就是毫無尿意，也根本無法排尿。第一次宣告失敗，只好把導尿管重新裝回。

過了幾天，護士叮嚀做第二次膀胱訓練，以便再度嘗試拔除尿管，因為醫師擔心裝著排尿管容易引起感染。我們依照原本的訓練守則，如法泡製了兩天。這回護士拔除導尿管的時候我在場，楚芬還是沒有尿意，我們用盡了方法，她就是排不出尿。第二次嘗試又宣告失敗。

那天晚上我搭公車回家時，十分沮喪，我不知道楚芬兩次膀胱訓練失敗的原因是什麼。娜娜曾說，腦幹中風有可能會影響膀胱，如果真是如此，楚芬有可能無法自行排尿。我想到如果真是如此，她一輩子要藉助於尿管，一定會讓楚芬更覺難堪。

我永遠無法忘記，那時我流著淚望著車窗外，深感人生的無奈和無助。就在那一刻，不知道哪來的靈感，我突然想到整個訓練過程，一時如夢初醒，發覺這個「綁住兩小時，鬆開兩小時」的原則毫無邏輯可言。我是個學文學的人，沒有什麼醫學常識，但是我細想，把導尿管用橡皮筋綁住兩小時，然後鬆開兩小時，這樣可以訓練什麼？怎麼可能就這樣訓練膀胱的功能？

我滿腹狐疑，公車到了昆陽站，我迫不及待地上了捷運，一到家馬上上網查詢。查了之後，我發現問題的癥結了：綁住兩小時後需要注意病人是否有尿意，有尿意就需要鬆開，然後再綁緊。如果病人一直沒有尿意，再過兩小時，也就是最多四小時，就需要鬆開導尿管，否則她的膀胱漲滿尿就可能會引發其他症狀。楚娟和看護說的綁住兩小時，鬆開兩小時其實是漏掉了最重要的「尿意」蘊釀訓練。

我越看越興奮，因為我知道我們訓練錯誤，不是楚芬的膀胱神經有了問題。我馬上打電話給娜娜跟她報告狀況，她原本不清楚我們的訓練過程和細節，聽我一說也就比較放心。接下來的問題是，我們的看護非常有主見，我跟她「交手」幾次都敗陣下來，她常常自詡經驗豐富，時時炫耀她如何如何照顧，病人如何如何康復。我們是第一次碰到親人有這樣複雜的病況，一個個都是生手，而她常常以過來人之姿否定我們的建議。我猜測，如果我明說她訓練的方法有誤，她一定無法接受。她對付我們的絕招就是掛冠求去，增加我們的困擾。

我和娜娜就在越洋電話中擬了一套戰略，為了確定每一步都做得正確無誤，娜娜立刻設計了一個表格傳過來，要看護記錄何時綁住，何時鬆綁，是否因尿意而鬆綁，並且記錄每次的尿量。我們告訴看護說，我們認識的另外一家大醫院某某泌尿科名醫，他要每天檢查該表，因為醫師判斷楚芬不是膀胱神經受損，推斷我們的訓練過程有誤。

我和娜娜通完這電話的第四天，也就是在楚芬轉到普通病房的一個多星期後，娜娜和大姐的女兒回到了台灣，她們馬上到了醫院探視，娜娜極力說服楚芬坐在床沿，由她很專業，很有技巧地，將虛弱不穩的楚芬從病床半抱半扶地送到輪椅上。雖然那時候楚芬的頭還是撐不起來，她就這麼低晃著頭，被娜娜推到病房外，繞了那一樓層一大圈。雖然那只不過是短短的十分鐘，對楚芬而言意義重大，因為這證明了她有希望可以脫離病床，不必永遠癱軟在床上。

那一天我們五個兄弟姐妹都在場，繞了一圈回來後，楚芬坐在輪椅上，比著要寫字。我們趕快遞上iPad，楚芬在上面寫著，「我好愛你們」，那個愛不是用文字，她畫了一顆心。我看著她的話，五味雜陳，她依舊是全家那個最善良、最細心的老二，老天爺給她最大的磨難，她還是知恩惜福。

娜娜回台後幾天，護士通知三度試拔導尿管。我和娜娜非常緊張，很怕我們主導設計的流程失敗，但照理來說那一次的膀胱訓練比較符合邏輯，因為楚芬多半都是在有尿意的狀況下鬆開尿管，也就是說她的膀胱神經是有感覺的，照這樣來看，應該是可以成功拔除的。

那天拔除尿管後，護士叮囑多喝水，等兩個小時看看有沒有排尿。兩個小時後，一點動靜也沒有。我和娜娜故作輕鬆，很怕楚芬感受我們的焦慮而有壓力，反而尿不出來。再過一小時，護士來詢問，還是沒有動靜。我們跟護士說，可能是因為她早上做復健運動，流了一身汗，所以沒有排尿。五分鐘後，護士再來，還是沒有進展，我們說楚芬通常到傍晚才會尿多。護士說，超過四小時尿不出來就要重新插回去了。

這天我兒子也來了，他又發揮過人的冷靜。他說，你們一直在講二姨很會流汗所以尿不出來，為什麼不把這些天的紀錄拿出來，看看她喝進多少，尿出多少，順便看看她大部分在什麼時間排尿。娜娜馬上拿出紀錄表計算，果然算出她每天排出的量幾乎是攝取量的一半，而且尿意的確集中在傍晚到晚上。當護士進來要重新插管時，我們用這些數據央求她再給半小時，她勉強同意了。

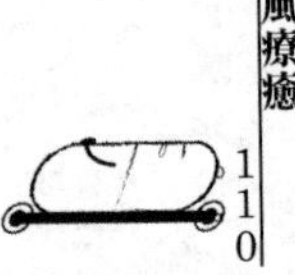

在此同時，我也顧慮到我們的方法和想法都錯誤，如果她的膀胱神經真的受損了，累積了四個半小時的尿量會不會造成什麼傷害，我很怕我們自作主張反而害了楚芬。我悄悄地跟娜娜說了我的顧慮，娜娜跟我說，她剛剛藉故去摸了楚芬的肚子，知道她的膀胱還沒有很漲，半小時應該還不會有影響，但是如果半小時後還不成功，我們就必須接受又一次的失敗。就在二十五分鐘後，楚芬說她想尿尿，娜娜連忙過去幫忙，可是她有尿意卻尿不出來，娜娜告訴楚芬一味的全身用力是無法排尿的，要放鬆尿道口，然後下腹用力，幾分鐘後，她成功了。隨後，一向堅強的娜娜到病房外哭了，她說她看到楚芬很努力很痛苦的想要做到而卻不能時，覺得很心酸。

楚芬一定萬萬沒有想到，她的尿意訓練會給我和娜娜這麼大的衝擊。如果問我這一路走來最深刻的教訓是什麼，我的第一順位一定是這次的膀胱訓練，它讓我深深體會到理性分析和判斷的重要性。或許現在醫護人員在負荷過重的情形下，在指示某些過程時略去了一些細節；或許是醫護人員看到我們有個「有經驗」的看護，以為她駕輕就熟，所以講述簡略；又或許我們誤會了護士的指示，自己錯誤解讀。無論如何，這個看似最簡單的失誤使得整個訓練過程毫無意義，自然就得不到預期的效果。若不是我那天在車上的靈光乍現，發現了問題的癥結，可能現在楚芬的狀況就大不相同了。

在這麼一個醫療訊息可如此輕易取得的時代，病患的家屬也需要理性、謹慎地檢視每一個需要家屬配合的環節，隨時以謙卑的心搜尋求教。面對浩翰的醫學，面對複雜細密的人體，一個漫不經心的小差錯就可能造成始料未及的遺憾。

第6課

普通病房

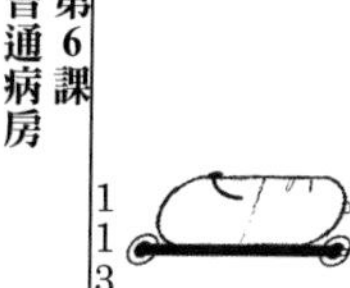

重點筆記

1. 看護只有經過短期訓練，醫學知識並不完備，其經驗亦因照護的病人而各有不同，不宜類比處理。所有醫療行為均應該以醫師為諮詢對象。
2. 即使有看護協助照料，家人的關懷不可偷工減料。
3. 雖然人心難測，我們仍應寬以待人，對方才可能善待病人。

第7課

看護

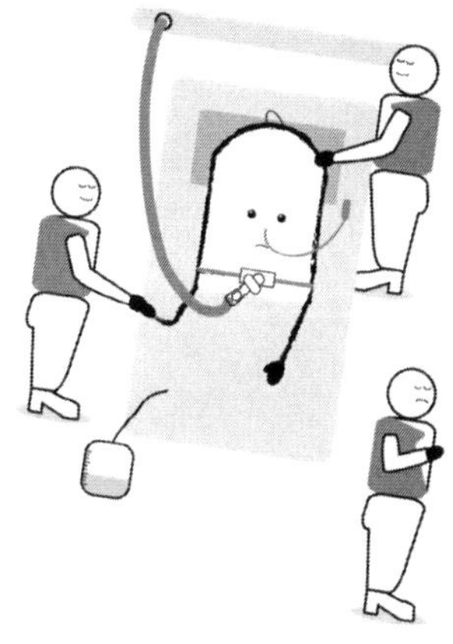

人情冷暖三部曲

楚芬

A是我第一個看護，她照顧我的時間是在呼吸照護病房時期，那時的我處於半夢半醒，與生命搏鬥之際，每天都是奄奄一息，所以對她的認識不多。但我感覺她很不喜歡有人探訪，我印象比較深的是她要求護士以我在午休為理由代為婉拒親友同事的探望。我當時雖然昏昏沉沉，虛弱無力，但是親友來訪時總有一種比較安心的感覺，可是我又不好跟她唱反調，只好隨著她。我知道她中午要睡覺，即使我剛好在那段時間醒來，我也只好裝睡。

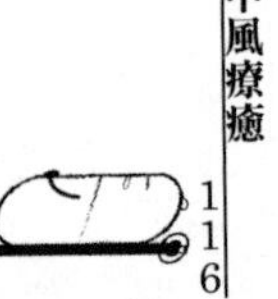

她有點嘮叨，大部分都是自言自語地為她的動作詳細解說，重點是該動作的目的可以幫我如何如何。其實她講的大概都是說她要幫我拍背，怎樣怎樣施力才能讓我舒服，又可以讓痰咳出來。餵食餵藥的時候她也會邊做邊講，我其實也聽不清楚她在說什麼，迷迷糊糊中感覺她希望強調她的細心和經驗。那時候我全身無力，有幾次仰躺著無法大便，她倒是很有經驗的教我側躺，用我的左手抓床欄杆，輕易解決了問題。

等到我完成呼吸訓練，她一知道我們選擇轉入單人病房時，不時的提醒我，單人病房較貴，其實不需要浪費錢。然後一再強調我的病情需要休養，不能有太多的探訪者，那時候我只覺得除了對午休一事的堅持外，她算是很盡責，而且還這麼為我著想，心裡很希望她能一直照顧到我出院。轉到普通病房第三天，A就說她媽媽騎車摔斷腿，需暫時離開，回家照顧媽媽。我一直認為一定是我病情嚴重，看護覺得不對勁，不想再照顧我這種病人。因此只要我醒著的時候，我就一直抓著A的手，不讓她走，我還一直寫字告訴她一定要回來。A還信誓旦旦地跟我保證，等她媽媽康復了，她一定回來。可惜她一去不回。

A離開後，原本說好代班五天的B小姐認為自己駕輕就熟，所以就繼續照顧我。B小姐身型高大強健，她作事沒有A老練，為我擦澡也馬馬虎虎點到為止。我是一個非常愛乾淨的人，但是到了這步田地，也只能任由他人擺佈。我要表達任何一件事都得大費周章一個字一個字寫下來，怎麼去跟她叮嚀這邊多擦幾次，那邊多洗一下。那時候真的覺得人在病痛中，不得不低頭。有時候想著，我都已經這等模樣了，還要求什麼呢？親人盡量為我做最好的安排，我又何必徒增事端？

以往我有每天洗頭的習慣，如果一天不洗就覺得自己油頭垢面。而如今，我已經一個月未洗頭，雖然剃光的頭髮只長出來一點點，但我一直覺得很不舒暢。有天我精神比較好，雖然還是無法坐起來，但我想起媽媽住院的時候看護讓她躺在床上幫她洗頭，記得那時候看護跟我們說，病人躺著洗頭有些小技巧，是看護需要學習的功課之一。於是我要求B幫我洗頭。沒想到她卻找他人代勞，還告訴我說，她是要藉機訓練來人，好應付隔天的考試。當時我很懷疑她的專業，打探之下，才知道她原先作清潔工作，改行沒多久。其實每個人都有生手的階段，但是只要勤勞肯學，一定可以熟練生巧。可惜她似乎志不在看護，只想聊天，只要家裡有人過來，她就一直想辦法在我們的對談中插話。

看護的工作中B唯一愛做的事是指導我如何作復健，她不知哪來的自信，自詡專長就是復健，每天早上起床後，非要我依照她的指示作運動不可。更不可思議的是她經常為了復健的事跟治療師抬槓。那時候我仍舊躺在病床上，復健部的治療師會到病房教我做些可以在床上做的復健動作。可能是復健師看起來很年輕客氣，B就大言不慚，自以為是。

後來B小姐聽說娜娜要回來，就常常在言詞中表達照顧我這種病人很累，不想繼續做了。我那時候情緒很低落，一直認為自己根本就無法復

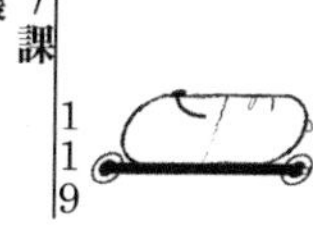

原，得知B也想辭職，我就一直哭，我認為連看護都覺得我沒有救了才要離開；一定是沒有人願意照顧像我這種沒有希望的人，A和B兩人才不願意留下來。連續好幾天，我的心情很差，甚至覺得娜娜回來就是為了見我最後一面。

我常常陷入這樣的自怨自艾，大家不斷解釋A和B不願意做的原因，也跟我說她們的缺失，可是我一點也聽不進去。後來B要求在娜娜回台後讓她休息三天，之後改擔任晚間的看護，白天由我們自己人輪流照顧。楚娟的兒子在我病倒之後去報名看護訓練班，等我轉到普通病房時他已經結業，因此他對看護的工作應該沒有問題，只是我需要女生協助我上廁所，所以白天一定還需要一位女性留在病房陪我。

躺在病床上最大的問題就是解便不順，開始的時候由於終日癱軟在病床上，大腸蠕動力不足，即使服用軟便劑還是經常數日沒有排便，以致累積在大腸內的糞便變得又乾又堅硬，整個肚子漲漲的，癱瘓的我又沒有一絲可用的的力氣，只能在床上痛苦的呻吟著，有時楚娟試圖按摩腹部想要讓我的腸胃得到適當的刺激，順利排便。

記得有一天下午，我腹痛如絞，我們試了許多方式，就是毫無成績。楚娟建議坐起身試試看，於是在眾人的攙扶下，費力的坐上床邊的便盆椅想解便，使勁全身的力氣就是ㄅ不出來，楚娟見狀二話不說，隨即戴上手套，蹲下並用她的雙手將肛門口堅硬的糞石挖出，上方的大便隨即順利解出。

住院期間，我曾有三次以甘油球灌腸解決宿便的經驗，每次楚娟都在我的身邊，不斷柔言安慰，並處理善後。灌腸的工作都由護佐擔任，首先需拿看護墊墊在臀部下，在床上採側臥姿勢，雙腿彎曲，因為我右邊癱瘓，必須拉住左床邊的保護桿固定住身體，再由護佐戴上手套，在肛門口塗抹凡士林並撐開肛門，將甘油球對準肛門直腸，擠壓入灌腸液後，忍住三到五分鐘，接著下腹部會有劇烈的腹痛，隨後液體與排泄物會一起湧

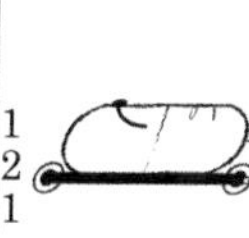

出，灌腸的過程令我非常難受也難堪，因為積壓許久的排泄物排出後，臭味會彌漫整個病房，久久揮之不去，如果又碰到灌腸後有訪客到來，那真是窘死我了。

B小姐後來還是堅持不做了，之後換了C小姐，是一位嫁到台灣的中國新娘。還記得她上班的第一件事是請她做蒸氣濕潤，她居然表情僵硬，好像有點不知所措。我偷偷跟素素要了iPad，寫下——「她大概不適任」。殊不知她是三位看護中最盡心最好溝通的一位，一直待到出院，甚至陪我回家住了幾天，協助我訓練新來幫忙的外傭。直至現在，她還常常抽空到三總復健部看我，偶爾也會通電話。

就在C小姐報到的第二天，她問我想不想到浴室洗澡。天哪！那是我多麼盼望的一件事，床上到浴室雖然只有幾步路的距離，但對於當時癱瘓的我是比登天還難的事，首先我必須從床上緩緩坐起，再由人攙扶坐在輪椅，把輪椅推到浴室，把馬桶蓋蓋上，然後坐在馬桶洗澡。我永遠記得第

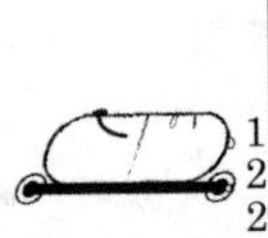

一次讓水噴到身上的滋味，真有說不出的暢快，抹上沐浴乳，用力搓洗全身，再讓水柱沖洗，當我換上乾淨的衣服，整個人彷彿重生一般。當時還很疑惑的問她，以後可不可以每天洗澡，每週洗頭，她很酷的說：「小姐，有什麼不可以的！」她的回答不禁令我雀躍萬分，因為每天可以洗澡是多麼美好的一件事。

C小姐非常勤快，初期我仍在床上解決大小便，只要床單有些微沾污，她必定全部更換。她更換床單很有技巧，也很熟練。我躺在床上，聽她的指示向左轉向右轉，她就換好了。她幫我穿衣服換衣服也是動作俐落，總是用最短的時間完成任務。

記得她第一次休假時，我無意中知道原來就是她的生日，特地包了紅包祝她生日快樂，並要她用來和朋友慶生吃飯，推辭很久後她勉強收下，卻在隔天特地找到我愛吃的蛋糕店，買了一個蘋果蛋糕給我當點心。她不但敬業盡責，而且十分善解人意，我也就越來越依賴她了。

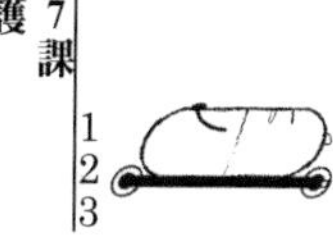

我的兄弟姐妹每天必來探望，一坐數個小時，C小姐從無怨言。素素每天下午來，一直待到晚上九點，而弟媳下班後也幾乎每天都到，她們兩人各站病床的兩邊，為我按摩四肢，尤其是弟媳，很有技巧，而且每天一按就是一兩個小時，所以每次我看到她推門進來站在我床邊，我就舉起手臂表示要按摩了。她和素素一面說些外界的事情讓我聽，有時還討論明天要買哪一家的蛋糕給我吃，C小姐總是和顏悅色的陪在旁邊。我的家人、兄弟姐妹和同事每天像接龍般來探視，C小姐也不會有任何不快，每天晚上也總是等到小兒子為我禱告結束離開後，她才熄燈就寢。

由於她每天跟著我下樓作復健，因此熟知老師教導的每個動作，也知道紐約的娜娜要我加強的部份，因此每天早上她總催促我，要我復習昨天的動作，我總是心不甘情不願。我很想偷個懶略去不做，她總是不厭其煩提醒我，我在心裡暗自滴咕關妳屁事，因為那些看似簡單的動作對當時的我來說，實在是極其困難費力，我好想偶爾喘口氣，偷工減料一下都不行。記得我還以病房的床與復健室的床軟硬度差很多，床的大小也不同無法練習為理由，不肯練習鬧脾氣，她還是很有耐心地說服我乖乖聽話。現在想想，若非她當初的堅持及督促，可能現在我還在床上練小狗爬呢！

看而不護？視病如親？

素鳳

家人有病，其他家屬全力照顧似乎是天經地義的事。但是在現代社會，每個人都有自己的工作和生活，在分擔照護病人方面必須要量力而為。楚娟原本自告奮勇要擔任照護的工作，我極力反對，理由是——這是長期抗戰，我們需要細水長流，不能讓自己過勞，寧可把主要的照護工作委託給看護，我們從旁協助。二姐夫和楚芬的兩個兒子有工作的羈絆，我和楚娟雖然都是退休無業，但畢竟已有年紀，實在不宜逞強，更何況楚娟幾年前也因乳癌治療而體力大衰。

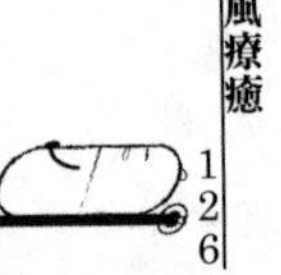

楚芬在加護病房時，照顧完全由護士負責；到了呼吸照護病房，家人就必須協助照護，那時候每天例行的工作就是擦澡、定時翻身、拍痰，定時灌食和灌藥。楚芬那時候還是昏昏沉沉的，我們請了有經驗的看護來幫忙，以免我們這些生手讓楚芬受罪。從呼吸病房到離開普通病房出院，三個月的時間，我們總共請過三位看護，也累積了些許經驗。

最重要的一個感想是，看護的需求量比我們想像中的大（尤其是男性看護非常缺乏），或許是因為台灣慢慢進入老齡化社會，為了不過度影響正常生活，求助於看護乃必然的趨勢。雅峰有回在楚芬病房那層樓繞了一圈，發現即使是四人房，也都請了看護幫忙。也就是說大家寧願省下病房的費用，住最普通的病房，但是看護的費用不能省。這種需求量大的結果就是我們的選擇性就相對少了。

看護A表示她照顧過好幾個呼吸訓練的病人，看來也好像是的，因為她一來就「反客為主」，跟我們詳述氣切病人的照護內容，說的頭頭是

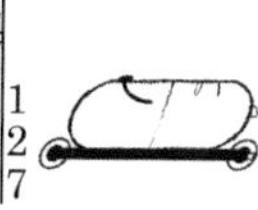

道，有條有理。我說，楚芬是非常愛乾淨的人，希望能夠每天幫她擦澡。A說她自己也很愛乾淨，一定會每天下午幫她洗，還告訴我們一定要用肥皂用水洗才會乾淨。我們探視時，她總會拉起楚芬的手要我們聞聞肥皂香，那時候我們覺得真是找對人了。我們提到的每件事情她都一副經驗老到的模樣，最重要的是她看起來人很和善，也不斷牽著楚芬的手跟她說東說西，即使她看起來是在半醒的狀態。

看護A有一個「條件」——每天中午十二點到下午兩點請家人不要來探視，她說她必須有充足的午休時間才能夠有精神照顧病人，這其實也是合理的要求，我們家人全力配合，奔相走告，千萬不能在這段午休時間前去探視，還特別轉告楚芬同事。可是我們卻「防」不了其他朋友。偶爾還是會有人熱心地趁著中午來探視，那時候A的臉色很難看，下午我們去的時候她就抱怨連連。

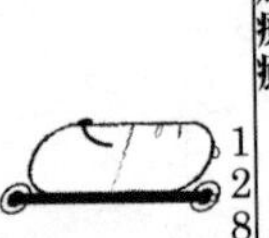

那時候楚娟仍舊是每天早上七點多就從基隆到達醫院，一直到下午四五點鐘才回去。我們每次催她回去，她總是編各式各樣的理由，比方說下午回去比較不熱，比方說，她在家屬休息室那邊念經很舒服等等。其實最重要的原因是楚芬的狀況還不太穩定，她放不下心，覺得有個人在最近的地方，如果有什麼事她就可以處理。看護A體型嬌小，每次要替楚芬翻身拍背的時候有楚娟協助就比較輕鬆，或者當她自己要下樓吃飯或洗澡時，抑或是有人來探訪時，A就會去請楚娟過來。我提醒楚娟，不要讓A覺得我們在監視她。

我們處處配合，希望A能夠做的長久。沒想她後來以媽媽騎車被撞受傷，需要回南部為由請長假，我們全家極力慰留，她還留了手機給我，跟我說接替她的人是代班的，這就表示她一定會回來。過了五天，我打電話給她，她推說媽媽還未痊癒，我只能接受，請代班的B小姐繼續幫忙。沒想到，過了幾天，我和雅峰都在三總碰到她，她轉而照顧其他病人了。

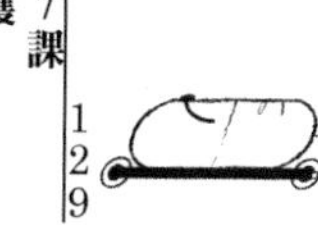

後來楚芬快出院時精神較好，常常跟我們敘述她之前的「經歷」，我們到那時才赫然發現，A只隨便幫楚芬擦擦身體，可是會用臉盆和肥皂洗她的四肢。我們聞了楚芬手上的肥皂味，聽A說她多麼用心幫楚芬擦澡，都以為是她真的又細心又貼心，知道事實後我們啞口無言，真不知道是A太精明，還是我們太天真了。

有一次我和後來的看護C小姐聊天，提到我們第一位看護A有個規矩，中午不許有人來探視。C小姐哈哈大笑，問我說A是不是×××，我很驚訝。C小姐說，她有回跟A同在一間四人病房做看護。C小姐照顧的是一位車禍的小弟弟，她的父母和哥哥在中午時間送午飯順便探視，沒想到A請C小姐轉告，請他們不要中午時間來，因為她的病人需要睡覺。C小姐說她不好意思這麼做，看護A居然就親自去要求他們不要中午探視。之後這家人仍舊中午送飯來，可是動作小心翼翼，很像偷偷摸摸做什麼見不得人的事，不敢出聲。

這時我才恍然大悟，了解為何A一直勸我們不要住單人房，有了其他病友她才能以其他人需要休息為由，禁止別人中午探視。我們住了單人房，她就少了「牽制」的理由，難怪我們轉到普通病房兩天後她就堅持離開。她喜歡病人處在不太清醒的狀況，喜歡家人蜻蜓點水式的探訪，這樣她的自主權比較高，可能比較自在。我們一直到楚芬快出院才明白其中的「玄機」，只是明白了之後心裡很不是滋味。

後來我才比較清楚有些看護很會「挑選」病人，他們喜歡照顧癱瘓或昏沉的病人，這樣省事多了。記得楚芬在呼吸照護病房時，隔壁床是一位癱瘓的老人，照顧他的看護嗓門很大。我們這邊的看護A在楚娟的「協助」之下，定時會幫楚芬翻身拍背，可是那床的看護很少替老人翻身，拍背拍痰多半都省了，我們家人從沒看過他幫老人擦澡。

這位看護每天的標準動作就是，端坐在病床旁邊的椅子上，面前擺了一台手提電腦，螢幕上一直放映影片。據說這位老先生的家人全在國外，

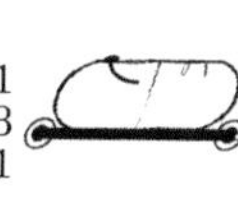

給看護的費用也透過匯款，因此看護如何照顧病人，家人根本看不到，聽說連電話也沒有。

有回我同事的媽媽住院，同事親自照顧，她跟我說，隔壁床的老婆婆整日昏睡，醒來時如有什麼需要，外傭一直嘮叨，不耐煩的心情完全不加掩飾。到了晚上，老婆婆一直踢被，外傭就一直臭罵她，還威脅說再踢就要揍她。我同事忍無可忍就警告這名外傭，隔天要告訴老婆婆的家人她如何照顧病人，外傭才不敢繼續囂張。

接替A來照顧楚芬的B小姐常常在言談中強調她曾經在某某醫院看護過某某醫生的親人，或者某某名人的朋友。她自認最會復健，看護應該擔任的工作她都虛應故事，只有每天早上的復健她會嚴格要求楚芬躺在床上一一照做。我們也明白她不是很實在，但是一方面楚芬很怕換人，她一直認為自己沒有希望，看護才不願意照顧她。雖然這兩者之間毫無關聯，但是那時候楚芬很消極很負面，我們也就盡量依照她的意願。另一方面，我們考量到楚芬那時最需要的就是做些復健的動作，這是我們比較缺乏的，B小姐對照料工作的敷衍反而是我們可以補強的，所以我們雖然不滿意B小姐，還是很客氣地對待她。

在拔除導尿管之前的膀胱訓練時，B小姐一直堅持某些做法，而且不斷強調她已經協助多少人脫離導尿管。第二次拔管時我剛好在場，護士進來按摩楚芬的肚子希望她能自行排尿，楚芬十分賣力卻毫無動靜時，B小姐居然在旁威脅說，「你要用力，你不用力尿出來就是膀胱的神經壞掉了，你的腦筋管尿尿的神經呆掉了，那你以後就完蛋了。」我簡直不敢相信這是看護講的話，我說了她一下，她居然理直氣壯跟我辯起來。我草草結束話題，因為我不想讓楚芬更加難受。那天晚上我又氣又急之餘突然想到她的方法的致命錯誤點，於是我和娜娜想出策略強迫她依照我們的方式執行，她才勉為其難地接受。

B小姐另一件令我傻眼的事發生在拔除鼻胃管前的吞嚥訓練。護士告知我們可以開始試著吃半流質食物和喝水。吃布丁之類的東西比較不成問題，喝水反而不容易，因為楚芬的左半邊臉麻痹，嘴巴張不開，水根本進不到嘴裏。後來我們想到用針筒把水注射進去，從1cc開始嘗試。過了兩三天，B小姐還是每次灌注1cc的量，但是增加了次數。但是主治醫師說要一口10cc才能算會喝水，我想到B小姐的訓練一直停留在一口1cc，那要到什麼什後才能拔管？所以建議B小姐試著給楚芬一次注入3cc，然後慢慢增加。她居然回我說，「那我不敢，你自己來弄！」我知道她可能怕楚芬嗆到水，可是如此直白挑明了說，也實在讓人無言以對。

後來由楚娟接手，楚芬也努力嘗試，順利地達到目標。雖然拔除了鼻胃管，楚芬喝水還是小心翼翼，戒慎恐懼，吃喝對她而言成了苦差事。娜娜建議我去詢問三總的語言訓練有沒有吞嚥訓練，我們才知道原來語言的復健項目也包括吞嚥訓練，但三總因人手不足，治療師無法到病房施訓，病人需要親臨復健部。那時楚芬尚未達到可以下樓復健的地步，只好作罷。等到她可以坐著輪椅去復健時，她在吞嚥方面已經沒有多大問題了。

我發現B小姐很喜歡我央求她留下來的感覺。當她知道娜娜即將回台後就常常表達辭意，我們說好說歹才達成協議，讓她休息三天，之後就由她擔任晚班。她休息的三天中，由楚娟和她兒子擔任白天的照護；娜娜和楚娟的女兒回台後自願擔任三個晚上的看護，她們兩人說，反正有時差，晚上也睡不著。

那時候，楚芬在白天依賴氧氣的時間越來越少，也就是她的呼吸能力恢復良好，只是我們都不能確定在晚上睡眠時，她呼吸中的氧氣是否在正常值內。我們就很想測試楚芬是否可以在晚上睡覺而不需要氧氣供應，但是我們不敢奢求B小姐在夜間注意血氧機的數字，不敢指望她能在楚芬氧氣不足時立即接上氧氣。娜娜和大姐的女兒不負使命，連續三個晚上緊盯楚芬身上的血氧機，確定楚芬在睡眠時呼吸中的含氧量正常。

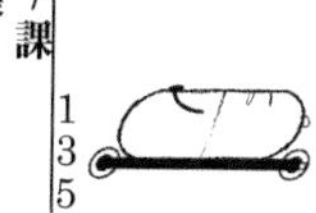

六月二十二日急診後，楚芬的腦部插入引流管時，醫生說最好的狀況就是她能夠呼吸。八月二日上午，經過連續三天七十二小時停止氧氣輸送的測試，她成功地達到急診醫師所說的「最好的情況」。她克服了氣切的危險，經過訓練脫離呼吸器，然後脫離氧氣，一步一步地恢復了呼吸的能力。我們一直以為最簡單不過，最自然不過的呼吸能力，恢復的過程居然是這樣一步一步訓練，一點一滴的累積。

朋友聽我敘述這段過程，覺得我們家人「莫名奇妙」，花錢請看護就應該由看護負責「守夜」。但我們總覺得這種命懸一「氧氣」的事，需要穩靠的人，任何閃失可能會造成終生遺憾。我們不太滿意B小姐，但因為楚芬上廁所、洗澡都需要女性協助，只好忍受，否則我們家中在這段期間也有了一個更可信賴的看護——楚娟的兒子，我們的大外甥。他失業在家已經一段時日了，楚芬在加護病房的第二天他就報名看護訓練班，就在娜娜回台那一天結業。這個大外甥看到從小對他照顧有加的二姨倒了下來，體會到家人日漸老去，能有這份心意實屬難能可貴。有回護士詢問，為何大外甥看似有看護經驗，我們據實以告，護士驚訝地說：「你們家好強噢，真是敗給你們了！」

B小姐每隔兩三天就說要辭職，我央求她留下幫忙的戲碼就再重演一遍。有回娜娜提早到了病房，看到她每天清晨的復健訓練。娜娜告訴我說，如果B再有辭職之意就成全她，因為她指導的動作有些不正確，有些不適合，有些根本毫無意義。隔兩天B小姐又說要辭，我就不再挽留了。後來我分析，B小姐其實很沒有自信，一方面需要我們求她增加自信心，一方面知道娜娜回來，也聽我們說娜娜在美國醫院的「成績」，知道她精準而專業，我猜測她很害怕自己的「專長」被挑戰，所以先要求休息三天，然後轉成晚班，如此一來就可避開白天娜娜陪著楚芬復健的時段。

C小姐來接班的時候是晚上七點，那天我和楚娟、雅峰都在場。我們臨走前突然想到楚芬晚上還沒有用蒸氣濕潤喉嚨，於是請C小姐幫忙做這

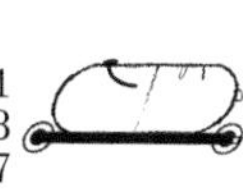

件例行之事，我們心裡想，也許可以順便看看她是否熟練。沒想到C小姐拿起管子東看西看，好像不知如何下手，雅峰就叫大外甥去幫忙。然後雅峰把我叫到門外說，「這個看來不行，我們要求換人。」我說，那今天晚上呢？那天楚娟已經擔任白天的照顧工作，不能讓她太累，而我自己當晚也無法留守。於是我進門後很客氣地問C小姐，介不介意讓我大外甥留下來，因為我們擔心楚芬有些需求她一時會弄不明白。C小姐很大方地說，「我不介意啊」。第二天，大外甥告訴我們，看起來這位C小姐不錯，也應該是有經驗的，也許前一天晚上她一時反應不過來才會不知如何幫楚芬從氣切套口接蒸氣器具。

沒想到C小姐是三位看護中最盡責最有耐性的一位，她愛乾淨的個性最合楚芬的意。更重要的是她很和善，從不「嫌」我們這麼一大家族太常來探視。C小姐來了不久之後，楚芬需要到復健部復健了，每天針灸、電療、職能治療、物理治療，有些在上午，有些在下午，「功課」排的滿滿的。其實C小姐的照護工作比前兩位複雜沉重很多，可是她總是和顏悅色、按部就班地協助大大小小的事情。每天「功課」做完回到病房，楚芬滿身大汗，C小姐就立刻為她洗澡，然後讓她吃點心，非常細心。後來C小姐還陪著楚芬出院回家，待了一個多星期，幫忙她張羅新家的一切，也協助訓練新來的印傭。每回看到她熱心地照顧楚芬，巨細靡遺，我就會想起「視病如親」四個字。一直到現在，C小姐還和我們保持聯繫，也會三不五不時到三總的復健部看楚芬，為她打氣。

回想起來，我們全家還真的不善貌相，完全看走了眼，還好當初給自己也給別人留了一點餘地，才能和C小姐結下善緣，一直延續到現在。

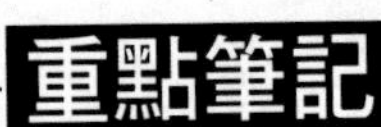

1. 復健對有些病患而言是長期的，家人要有耐心的配合及鼓勵。
2. 復健一定要與生活結合才能有最理想的結果。
3. 復健過程中發現問題一定要與治療師討論，一起找出一個適合病人的解決方法。

第8課

復健

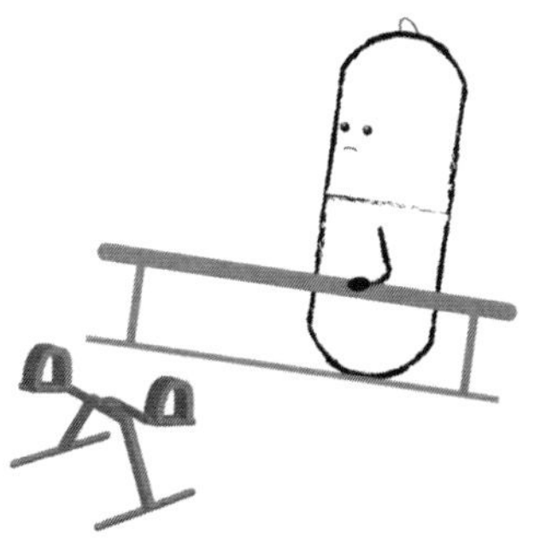

一條別無選擇的漫漫長路

楚芬

娜娜回台後我還很虛弱，另一方面，我心理很懼怕到復健部面對其他人，所以一直在病房做復健練習。雖然那時候我可以坐起來了，但還是不太穩，每次從床上移到輪椅對旁人而言是工程浩大，對我而言是舉步維艱，所以那段時間主要靠復健部的治療師到病房指導我復健，娜娜也積極協助，幾乎整天都在醫院。

有回娜娜和治療師閒聊，發現她在台大唸書時的老師Z就在復健部，娜娜查詢了Z老師的時間表，兩天後的早上，她推著我到復健部門與Z老

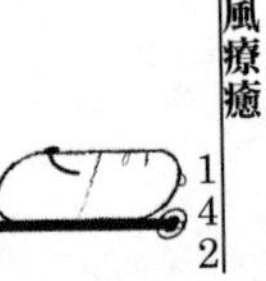

師等人見面，並參觀醫院內的病患復健情形，當天下午她即與大姐的女兒搭機返美。Z老師和娜娜合力說服我下樓到復健部復健，因為病房中能夠做的復健實在太有限了。從此Z老師對我特別關心，即使她非常忙碌，也會遠遠觀察我的狀況，注意我的細部動作。

漫長的復健治療就這樣正式開始了，復健治療基本上包括：物理治療（主要著重在下肢的訓練，我因為顏面神經受損所以需要再加上臉部按摩及電療），職能治療（著重上肢的訓練），語言訓練。另外再加上針灸，共計四項，課程排得滿滿滿，雅峰為此還特地將課程表貼在病房的牆上，深怕我會漏上任何一堂課。

到復健部的初期我還十分衰弱，左右都要有人攙扶才能勉強坐個數秒鐘，頭像稻穗似的隨風搖晃無法固定。雅峰看到我的搖搖欲墜，二話不說，買來一部可以固定頭部的大型輪椅，作我的第一部交通工具，約有一個月的時間，進出病房及復健部都得仰賴這輛賓士級的輪椅。

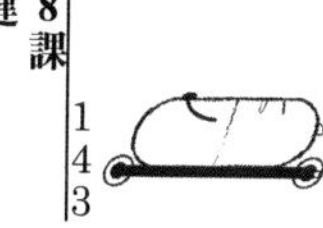

我的頭部因為埋引流管的關係，早已被剃成光頭，剛到復健部的時候，鼻胃管及氣切管也還在臉上，屁股包著成人紙尿布以防萬一，做運動時不僅辛苦也萬分狼狽。某次在復健室的鏡中，突然瞥見自己所穿的花褲裙怎麼鼓鼓的，好像屁股包著一大坨的東西，仔細一想，才恍然大悟原來這幾天我都以此蠢模樣在復健室運動，回到病房馬上脫掉那備而無用的安安成人紙尿布，自此不再使用它。

初期針灸時我因身體癱瘓無法自行從輪椅爬上針灸床，多虧了大外甥，他必須全程陪伴照顧，並抱我上下床，為此他自己還買了一個護腰保護腰部。初嚐針灸滋味的我最害怕在臉上扎針，但為了能讓臉部五官早日歸位，只得咬緊牙根忍耐。還記得第一次針灸時，中醫師特地在扎針處點燃艾草薰燙穴道，並稱艾草會增強針灸的療效。但是薰艾草時味道非常嗆鼻，尤其在密閉的治療室內，連前面的人使用後，它的餘味都還會令我有窒息的感覺。幾次之後要求免掉薰艾草，不論護士怎麼強調艾草的功效，我還是只能接受針灸。

語言訓練對我而言是最輕鬆的，因為當時自覺手腳能活動自如比什麼都重要，也不管將來可能話說不清楚，甚至無法開口說話，因此將老師要我回病房作的功課一律拋諸腦後，還好有人從旁督促——素素會領著我做些練習，增加舌頭的靈活度；大兒子那時候已經回台，他總是不厭其煩地坐病床旁邊，拉著我的手重複老師要我練習的唇型運動。

許多人擔心氣切後的聲音狀況，我發現低沉粗啞的嗓音會隨著時間慢慢恢復；娜娜說其實腦幹中風如果波及某些腦神經，控制發聲的肌肉也會受到影響，語言訓練也可改善這方面的控制能力。記得在醫院時，有回我跟語言訓練老師表達我的擔憂，問他我的聲音是否可能恢復到以前，語言老師反問我，「你以前的聲音是什麼樣子」，那時我還很幽默地回說，「像黃鶯出谷」，老師一時不知如何接話。現在，我的聲音離黃鶯出谷還有小段距離，偶爾會偷偷唱個兒歌逗小孫子，歌聲還算可以。

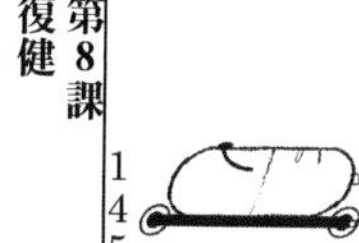

八月份是復健系學生開始到三總實習的月份，很幸運的，不僅在做職能及物理治療時，都有實習生在旁協助指導，他們會定期與他們的指導老師及Z老師報告我的復健情況，並討論如何進行下一個步驟的治療。Z老師經驗非常豐富，判斷也很準確，雖然有時遠遠地觀察，但她對我的狀況瞭若指掌，並且注意到細節，對我的復健幫助很大。

有一天病房內進來一個怯生生的漂亮小護士，根據她別在胸前的識別證，我知道她是暑期實習生，她作每個步驟前，一定說：「阿姨，我要幫您…囉！」，然後再秀秀氣氣的握住我的手量脈搏，或量血壓、耳溫等。假如那幾天解便不順，需要多一顆軟便劑時，她必定先通知學姐（正式護士），馬上回來給妳答案。

她知道我每天必須至一樓作復健，因此主動要求我同意她隨同前往，以便瞭解我的復健內容，所以那幾天的復健課，我的身傍圍繞著幫我作治療的復健師、看護及大外甥三人，還有這位身穿護士制服的漂亮實習小護

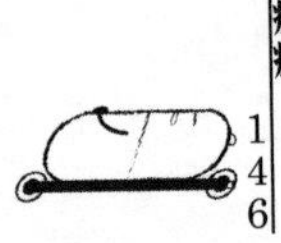

士，有時再加上我大兒子或小兒子，那陣仗就更大了。那幾天，看著復健部裡的「同班同學」個個抬起頭帶著羨慕的眼光看著我時，我突然有種「備受尊寵」的感覺。

初期在復健治療所學的動作對一個健全的人來說輕而易舉，但我因為在學習如何起床，如何站立等最基本的動作時都比一般病患費時、費力，所以常常認為自己情況嚴重，復原無望。後來才比較清楚的知道自己是因為腦幹出血中風，身體的平衡以及協調比一般中風的人更受到影響，所以所有的動作都比較難控制及掌握。

之後為了加強手臂的力量，我需要練習推箱子。另外還有用腳接球控球，後來還要四肢著地（墊子）練習「狗爬式」——這個動作對我而言非常困難，我稱之為「滿清十大酷刑」之一。過了一段時間，慢慢加入膝蓋站立採前進後退姿勢、單腳站立、起立坐下以及利用大球學習如何控制右腳……等等，都是學走路前必須具備的基本動作。每天做完復健都是汗流浹

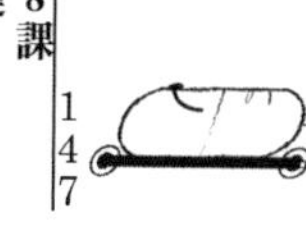

背，氣喘如牛，覺得自己「氣數用盡」。

出院之後為了不讓自己怠惰，維持每週四天到三總復健。Z老師要我務必先作好正確的「步態」，好讓步履正確自然，不至影響日後走出家門的意願。由於我平常不愛運動，一向奉行「能躺就不坐，能坐就不站」的信念，因此體力非常差，常常復健課上到一半就累得喘噓噓。

今年二月娜娜二度返台，發現我平衡感和協調度仍舊不足，Z老師同意娜娜的看法，她說原本希望我延長基本功的練習，打好基礎再開始學習走路，但是我對練習走路表現得異常焦慮，操之過急。娜娜和Z老師聯手說服我回頭練基本功，包括再度忍受「滿清十大酷刑」；另外再加強肌力、耐力、體力三項。從此以後，跑步機、踩自行車、上下樓梯等就成了我每天必做的運動。

我一向對公共廁所是敬而遠之，還記得有一天由實習老師攙扶著作上下樓梯運動時，當時有點尿急，心想忍一忍回家再上吧。正準備作下樓梯動作時，當天中午所喝的冬瓜湯起了利尿作用，當場令我非常難堪。遠在紐約的娜娜特地來電安慰我，說這只是偶發事件，還說我絕對不是第一個在復健時發生這種狀況的人，也不會是最後一個。千萬別把這種事看得太嚴重，也不要覺得沮喪，以後只要有一點尿意就得上廁所，不要憋出毛病來，尤其在這段復原期間，更要注意自己的身體狀況。娜娜的警告沒有嚇走我憋尿的習慣，果然在出院回家四個月後，我因尿道感染而發燒到四十度，又經歷了一次急診。

在復健部一年的時間，漸漸認識一些同病相憐的朋友，他們總是跟我說我進步很多，可是我自己很焦急，覺得這條路好漫長。其實自己在中風以前對中風全然不瞭解。生病後知道中風是腦部神經細胞受傷、受損之後，還很天真的以為只要神經復原，我就可以恢復正常，所以也一直認為復健並沒那麼重要。中風初期，很多人為了鼓勵我積極復健，一直告訴我說，黃金期是六至八個月，他們想藉此督促我努力。過了八個月後，我仍舊無法「行動自如」，就自作聰明地認定我已經過了黃金期，一定是沒有指望了。後來娜娜一直強調黃金期只是一個大略的統計，每個人狀況不同，更重要的是，不是過了黃金期就表示沒有希望。Z老師也舉了幾個實例，鼓勵我只要持續復健，仍然有復原的希望。

我現在能夠用拐杖慢慢走，也可以自己走一小段路，但是不夠穩，也就是說我的體力和平衡感需要鍛鍊再鍛鍊。旁人老是說我比前好很多，也常常提醒我當初我連站都站不好，現在這樣已經很棒了。可是我要的是以前生病之前的我，我多麼希望我還能夠行走自如，逛街旅行，欣賞這個花花世界。為了這個願望，我只有咬緊牙根，繼續奮鬥。

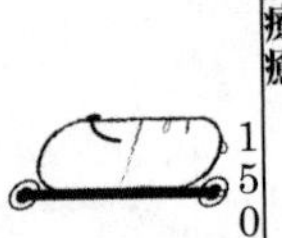

軟硬兼施，一路相伴

素鳳

我在大學英文系教書，因緣際會，認識了幾位外系的同事，成了莫逆。蘇耘是學物理的，比我有求知慾，擅長以理性分析事情。多年前她打電話告訴我她媽媽中風，然後問我為什麼她們的醫生說中風不會好，但是我曾說過我媽媽中風好了。我跟她說也許我媽媽只是輕微中風（當時的症狀只是嘴巴一點點歪斜，流口水，講話不清楚），而且我們發現後立即就醫。蘇耘在電話中連珠砲似的問了我許多問題，我都答不上來。剛好那時娜娜回台探親，我就要她直接打電話問娜娜比較清楚。二十分鐘之後，蘇

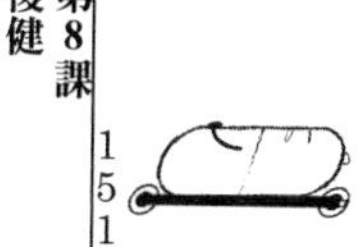

耘打電話過來，氣急敗壞地劈頭就數落：「有唸書和沒唸書的講話就是不一樣！」我大笑，真是罵的好，我對醫學常識真的很無知，當時媽媽中風吃了藥真的就完全復原了，我也沒有去探究為什麼。

娜娜告訴蘇耘，所謂中風「不會好」，是因為腦細胞無法死而「再生」。而所謂中風「好了」，是控管那個部位的腦細胞及神經通路另外找到了出路。娜娜說，我們的腦部神經不是每一條都被充分使用，中風的人某些神經受損無法發揮功能，但人體的奇妙就是它們有可能另尋出路，等它們找到了另外一條路後就必須慢慢練習，熟悉這條新路徑，然後把它變成習慣，最後成為自然。就像平常我們習慣走某一條路回家，有一天路壞了而且一時之間無法修復，可是我們還是要想辦法找出另一條可以回家的路。一開始可能會不熟悉新的路，甚至會迷路，可是熟悉了以後就「成為自然」了。

那次蘇耘還問了一些問題，娜娜乾脆跟她約好隔天去醫院探視她媽媽。後來蘇耘對娜娜讚佩不已，告訴我那次的探視彷彿是為她媽媽日後的復健打了強心針，因為娜娜很能夠體會病人的心理，能夠抓到訣竅，讓病人了解狀況。娜娜去病房探視後提醒蘇耘一些細節，最重要的是，該醫院的醫師建議躺在床上的媽媽練習踢左腳，但是蘇耘媽媽意興闌珊，踢幾下就不肯練習。娜娜建議買個球綁在床尾，讓媽媽踢的時候有個受力的實物，這一招效果極佳。蘇耘懊惱地說，就這麼簡單的一個道理，為什麼自己就想不到？

娜娜的特點是專業而不專斷，她總是會考量很多可能性才做判斷；她最大的長處是耐心，先耐心地聆聽病人或家屬的敘述，然後詳盡解說病情，並且在適當的時候用最適當的方法，或鼓勵，或用激將法督促病人復健。她對於楚芬的習性和心理狀態很清楚，也就更能掌握她的進度。

復健的漫漫長路其實就是要找尋新的路徑，練習再練習，希望它熟能生巧。但是在此之前，也就是當病人還沒有意識，甚至沒有能力開始復健時，他所需要的是消極被動的「預防」，也就是防止某些部位完全癱瘓或失去功能。

在加護病房之初，娜娜就跟我提到請復健部評估是否讓她戴上護具。等到楚芬在呼吸照護病房時，她清醒的時間長了，對於手腳被硬梆梆的護具固定很排斥，常常比著要拿掉，我們只能重複地勸說。據看護A說，楚芬常常會在半夜要求拿掉護具，我猜想那一定是非常難受的，有幾次我於心不忍，差點衝口說，那就晚上不要戴好了，至少讓她睡個好覺。我跟娜娜商量，她十分堅持，電話中屢屢說明其重要性，我不甚了了，直到我目睹隔壁癱軟在床上的老先生，他的兩個腳板下垂到幾乎是一百八十度，才終於理解娜娜的堅持。

轉入普通病房後，楚芬還是很虛弱，娜娜寄了幾張動作圖示，要我們幫助躺在床上的楚芬運動手腳，例如將她的手臂抬高到耳邊、手肘彎曲及伸直。有空的時候就要她做手掌握拳及張開的動作，還有幫她將膝蓋往胸部彎曲、以及拉腳筋等等。這些動作基本上就是要防止楚芬失去關節活動度，因為娜娜根據我們的描述判斷，楚芬應該是可以走路及恢復一些基本

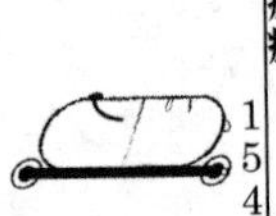

的日常生活自理的能力，所以她特別叮嚀我們，所有關節該有的活動度都需要儘可能維持住。

娜娜的功課裡還有一些口部的運動。我請楚娟和看護白天時幫忙做手和腳的運動，我則在下午和晚飯之後負責口部的動作。為了避免楚芬覺得嘴部運動很愚蠢，我就在旁邊一起做，數拍子。後來楚芬到復健部時，已經返台的大兒子抽空和媽媽上了幾次語言訓練課，知道需要反覆練習什麼動作，總是抓住機會要媽媽練習。有一回我推開病房門，看到楚芬的大兒子和大肚子的媳婦分坐病床兩邊，老大拉著媽媽的手要她練習「用力親嘴」的動作，他自己也在旁示範。看著這一幕我很感動，這麼大的兒子在自己老婆面前拉著媽媽的手，要媽媽練習親親的動作，只有盡心的兒子加上大器的媳婦才能做到。

復健的路單調而苦悶，毫無樂趣，而且很費力。記得有回楚芬同事來病房探視，她報告當天的復健是踩腳踏器，她說她累趴了。同事們就告訴

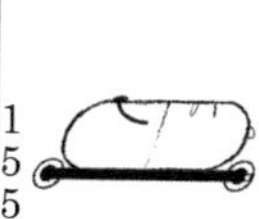

她，「你就想像我們去香港逛街，不論有多累，我們還是繼續走」。那時候我們都不是很清楚復健的路有多麼漫長，還興致勃勃地跟楚芬說，認真練習，年底一起出國玩。

因為楚芬原本沒有運動的習慣，體力不好，很容易遇到瓶頸，很容易沮喪挫折。我總是鼓勵她，別人半年就練好，我們就對自己寬容一點，十個月練好。話雖如此，我們還是得用盡辦法行督促之實，時不時就要用比較重的語氣說她，或者告訴她某某人因為進步到某階段就怠惰，以至於後悔莫及。

她鍛鍊右手時需反覆將某物從一定點拿到另一定點，她麻痺的手臂練的很酸，有時想偷懶，認為只要有人幫她按摩手臂應該有同樣的恢復功能的效果。她也很喜歡我和弟媳幫她按摩臉部，以為努力按摩就可以讓歪斜下垂的左臉拉提到原本的位置，所以對一些臉部的復健動作比較馬虎。娜娜對此打了一個很精準的比喻：如果自己不鍛鍊，別人幫你抬手抬幾千萬次，你的手還是不可能抬起來，復健的動作，包括臉部的運動，一定要靠自己從內而外鍛鍊出來，沒有第二條路。

娜娜在返美半年之後二度返台，也就是楚芬到復健部復健半年之後她又回來「驗收成果」。她發現楚芬急著走路而忽略了「基本功」，不但走路姿勢沒有達到正確的標準，平衡感和協調能力都欠佳。娜娜說，如果平衡感和協調能力沒有練出來，她永遠需要有人在旁邊，也就永遠無法自主。她的話點醒了我們，我們和楚芬一樣，只在意她是不是能夠走路，好像那是一個重要的指標，殊不知其中還有許多更重要的細節。

我了解楚芬的焦慮，她很怕自己一輩子需要坐輪椅，需要仰賴別人，她急著要清楚知道自己可以走路，才會捨本逐末。我勸娜娜，我們不妨寬容一點看待她的著急，不必認為她白走了。她走的不好，但是她知道自己的確可以做到，心情上就會篤定多了。而且她也明白了自己缺點的核心問題，也就更能夠心甘情願，或者更認命地，修正自己的弱點，回頭加強體力訓練。

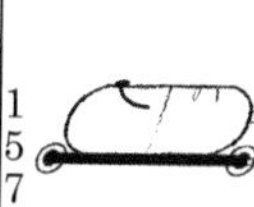

Z老師和娜娜都主張楚芬加強基本功的訓練，這些訓練不只是增強體力，更重要的是避免傷害。因為走路是對側手腳一起動作，所以楚芬要做一些對側手腳同步的動作，這部分的練習包括楚芬最害怕的狗爬式，以及一些練習運用大球等做運動。楚芬必需讓下肢在負重的情況下，練就很好的控制力，這個目的是為了防止下肢關節因為不當的操作而拉傷或產生關節炎。總而言之，Z老師和娜娜都強調，走路姿勢的矯正不是為了可以讓復健者走得漂亮，重要的是避免日後對關節的傷害。

楚芬說，復健部有些器材人滿為患，還得採登記輪流制，但是練基本功的人非常少，很多時候只有她一人。這可能也說明了一般病患及家屬的看法與心情：只要能走路就好，有走路的功能就可以了，姿勢正不正確已經不在考慮範圍之內了。

娜娜在二月返台時就發現楚芬很依賴輪椅，力勸楚芬進了家門就不要用輪椅，為此二姐夫還買了一張近萬元的白色座椅，高度重量都可以適合楚芬起身或坐下時，雙手需要支撐的力道。可惜楚芬求方便，依舊很依賴輪椅。她總是覺得如果不用輪椅，她要去任何地方，例如想從餐廳到電腦桌前看個郵件，都需要叫人來幫忙。她沒有意識到，輪椅取代了許多她原本可以練習的機會；更沒有想到，為了不要麻煩別人，她的復健反而窒礙難進。

娜娜返美後我們定期視訊，讓娜娜「檢查」楚芬的成果。六月時，娜娜跟我說，楚芬的進度比她預期的落後。她分析的結果是，楚芬把復健和生活分開，每週四天的復健她認真練習，但是回家之後她沒有將復健融入生活。也就是說，她其實已經可以用拐杖行走自如，可是她在家裡多半以輪椅代步，而且她每一次拿拐杖走路時一定要人在旁邊，因為她害怕自己摔跤。娜娜跟我說，應該請復健老師教她「如何摔跤」。她說，不要怕摔跤，只要知道如何摔跤和如何爬起來就不必害怕。

為此，娜娜嚴格要求楚芬戒掉對輪椅的依賴，並且對自己有自信，她來來回回寫了數封信，軟硬兼施，勸告兼警告，要她掃除心理的障礙，才

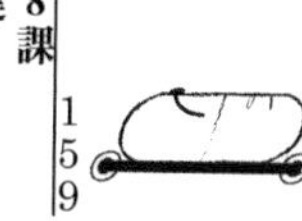

可能生活起居自主自理。其中幾段話十分中肯，擲地有聲：

「……其次，『自主』是大家，也是你自己的目標。我一直認為也相信你可以做到。可是你的過於緊張和謹慎卻變成你進步的最大障礙。

復健的一部份是要勇於挑戰自己——我今天可以走十尺，我明天就要走十一尺。我今天要人在旁邊『待命』，我明天就要那個人離我兩步遠，後天要她離我三步遠，慢慢把距離拉開，同時也建立自己對自己的信心。

要自主就要認真思考什麼是自主。自主不會有一天突然顯現。恐懼、緊張只會阻礙你。思考一下，恐懼和緊張為你的生活帶來什麼樣的正面意義？

放下輪椅，放下對『人』的依賴，放下所有真真假假的理由及藉口。你真的可以做得比現在還好。」

在大家的督促中，楚芬戒掉了輪椅，現在出門一律使用拐杖；在家時不但使用拐杖，甚且自己站立刷牙，洗澡洗頭也自己來。她的臉部也「歸位」到八九成了，雖然她說嘴巴還是有麻麻的感覺；她的聽力視力雖不若以往耳聰目明，但也日漸好轉。復健之路或許迢迢千里，路旁親友的加油和監督是不可或缺的兩股助力，相輔相成，推動復健者邁步向前行。

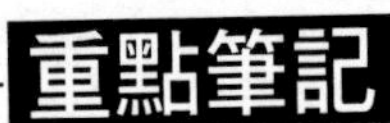

1. 出院後中風者本身、環境、生活迥異於過往，心理的衝擊非旁人能深切體會。
2. 面對憂鬱沮喪的人，不是「正面思考」之類的鼓勵就可激發其樂觀情緒，也不是耐心陪伴就可以痊癒。
3. 關於憂鬱症，一般人了解太少，心理問題的複雜遠比身體的病痛更難釐清。最正確的作法是請教醫生或心理諮商師。

第9課

出院回家

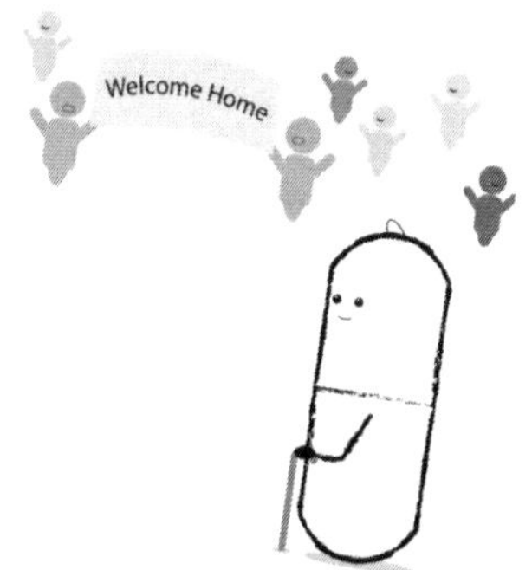

物非人非，恍如隔世

楚芬

住院三個多月，我的先生兒子無法全心全意照顧我——振聲在兩岸奔波，不可能為我將生意停擺；大兒子先是因為陪懷孕的媳婦赴美進修，回國後他自己進入司法訓練班受訓，只有週末週日才能外出；小兒子在牙醫診所的看診工作也非常忙碌。雖然沒有擔任實際的照顧工作，他們也都盡己所能讓我感受到他們的用心。振聲不斷鼓勵我，回台灣時每天到病房報到，如果不在台灣，也必定電話聯繫。大兒子回台後，司法訓練班尚未開訓前，天天陪著我下樓去復健，仔細釐清所有細節，回到病房後就會抓時間督促我反覆練習。小兒子在晚上休診後，一定偕女友到病房看我，與我閒聊之後，為我作禱告，之後再騎車回家。後來有一段時間好些天不見他的蹤影了，楚娟和素素先說他工作忙走不開，幾天後不得已才告訴我小兒子出了車禍暫時無法走路。我記得當下抱頭痛哭，覺得自己拖累了孩子，那天雅峰冷靜地說，那你就要努力復健，趕快好起來，大家才能放心。

住院時期我的兄弟姐妹扛起了最主要的責任，勞心勞力，費時費錢。楚娟是看護的督導兼代班，一有狀況她馬上扛下所有任務；她每天一大早就起床燉湯煮食，期待我有更好的體力應付一切。楚娟的兒子在整個過程中任勞任怨，幾乎是另一位特別看護；他還兼任跑腿，我的吞嚥訓練完成後，他每天問我，「今天要點什麼菜」，他問的是我每天下午的點心，要讓我在復健之後享受辛苦過後的甜蜜。人在病中，似乎和外界、和過去的聯繫就剩下這個「下午茶」時光，我會用心回想以前吃過的美味點心，然後告訴他，大外甥永遠「使命必達」，不畏盛夏的酷熱為我買回，每次回

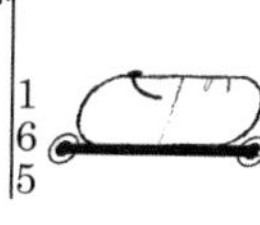

到病房時都是滿頭大汗。

素素每天張羅我的晚餐，她的重點不是營養而是美味可口，每天變化花樣，希望能刺激我的食慾，滿足我這個老饕麻痺的味蕾。而且她特別細心，觀察到我的治療過程在不同階段有不同的需求，主動選購適合我的衣服和鞋子，而且特別注重質料和舒適感，無論東西多麼昂貴，她絕不手軟，只希望讓我在病中愉快舒適。雅峰則負責採購重大物品，舉凡我住院或日後復原所需要的血氧機、按摩機、固定頭部的大型輪椅、一般輪椅……等等，他都絲毫不吝惜。這些點點滴滴的情分讓我在絕望中找到奮鬥的原動力，我努力遵照醫生指示，因為我知道，如果我裹足不前，所有人的努力就等於前功盡棄。

出院前我的頭部在起身時有短暫暈眩感，必須慢慢地起身，減少頭部晃動，因此醫生建議睡床能夠像醫院的病床可以調整頭部高度，但是我很不願意回家後仍須以病床為塌，雅峰知道我的心思，搜尋很久，才找到一

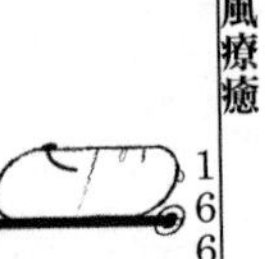

家台南出廠的雙人床，造型雅緻，完全擺脫病床的樣貌。雅峰看似沒有負責「實務」工作，但每天上班前，他必定先來病房看我，下午也會到復健部門看我的進展，下班後全家在我的病房會合再回家。因為他一天來看我三回，我戲稱自己宛如一株「蘭花草」。弟媳最令我感動，她對我的關心不亞於我的親姐妹，下班後幾乎天天報到，對於我癱瘓的右手腳最在乎，深怕它們會變形，進了病房後一定充當按摩。

在普通病房進進出出的，除了我的家人和兄弟姐妹外，還有我多年的同事兼好友：阿美、Nancy、Jessy、Wendy，總經理只要有空也會加入，她們除了帶來歡樂也帶來我平時超愛吃的肉鬆、鳳梨酥，甜品等伴手，週休時還會燒幾樣菜讓我補補身子。素素經常笑說，當初選擇單人房實在是因為我的「親友團」人數龐大。其實我覺得自己狼狽不堪，根本不適合見客，親朋好友不斷透過家人表達探望之意，我總是要家人代我婉拒，我的奇形怪貌越少人看到越好。每次阿美打電話要素素「請示」我是否可以

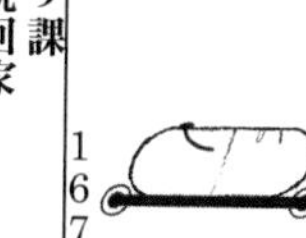

「開恩」讓幾個死黨前來探視，我總是要天人交戰一番，一方面很不想讓他們看到我變形的樣貌，但是又很想念以前暢談闊論的樂趣，不過多半的時候都是對歡笑的期待超越了自卑自憐。

八、九月的颱風季節我是在病房中度過的，無論窗外風大雨強，好像與我毫不相干。天氣好的時候，振聲推著我逛醫院外的草坪，吵雜的飛機聲、人聲、車聲，令我頭痛欲裂，兩眼望去，影像模糊，甚至有種浮動的錯覺。我似乎已不能適應外面的環境，總會催促振聲趕緊將我推回去，我只想躲回已經待了三個月的病房，覺得那是熟悉安全的世界，不會有與我無關的干擾。

中秋節晚上，雅峰替我向醫院請了假，硬是將我帶到對面的餐廳與全家人用餐。餐廳裡人聲鼎沸，用餐的人大聲談笑，讓我的耳朵非常不舒服，很像是永不間斷的轟隆聲。其實對於面對外面的世界，我心裡非常懼怕，因為一切已經變了，已經不是我熟悉的世界了。在我還沒有恢復到以

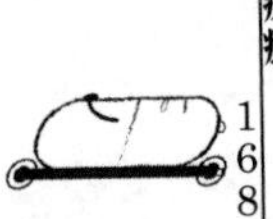

前的我之前，我只想將自己隔離起來，賴在醫院裡，除了常來的親友之外，我不想和外面的世界接觸。

生病之前為了家裡重新裝潢而搬家勞累，出院前，家裡裝潢好了，我卻無法親睹，因為我已經無法爬上五樓了。小兒子費了好大的勁兒尋找適合的房子，租下辛亥路一個有電梯的大樓，據說很寬敞，可以容納輪椅行走。出院前不久，復健科主任一直要我練習出去走走，慢慢適應外面的環境，並且回家看看。記得第一次是大兒子用車子載我到辛亥路的新家，並且說好只看看外面，不必進樓，因為我不想下車，不想勞師動眾。哪知車子才剛轉入建國高架，我的人已暈眩想吐，催促他趕緊回家——那時我覺得醫院才是我熟悉的家。

第二次是雅峰載著我走同樣的路線，我仍然不舒服，但為了逼迫自己回到外面的世界，我強忍著。雅峰還特地繞到素素家，她下樓後看我端坐在車子裏，又驚又喜，興奮之情全寫在臉上。隔了幾天，雅峰又載我到銅

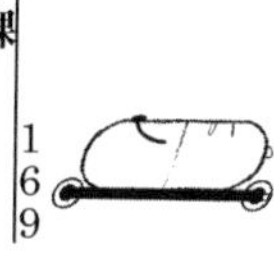

山街大姨家，年過九十的姨媽拄著枴杖下樓來看我，一看到我的模樣，她和表妹哭得唏哩花啦的。幾個月前我們和大姨全家在一家印尼餐廳餐敘，我還扶著大姨到樓上上廁所；造化弄人，才不過幾個月，我在生死關前走了一回，而今只能坐在車子裡面等待她下樓看我，我見到她們，突然有種恍如隔世的感覺。

十月初我離開三總病房，回到辛亥路的家。全新的環境，陌生的我，還有每天固守在家的生活型態，我已經無法回到過去了。對於新的生活和環境，我只有惶惶不安的感覺。家裡請了一位印傭幫忙，經過一段時間後，她也成了我的復健督導員，時時注意我的姿勢。以往在醫院，除了看護之外，白天時兄弟姐妹輪流陪伴在旁。回家之後，大家生活逐漸回復到正常的軌道，但兄弟姐妹仍三天兩頭報到，無非是希望我不要胡思亂想。

轉眼到了冬天，也許是真的天氣較往常寒冷，也許是我的身體變得虛弱多了。有一天，連Wendy送來的電毯也抵擋不住酷寒，加開了床邊電

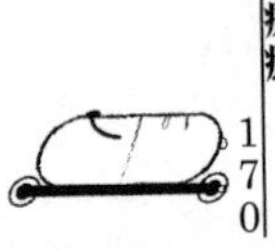

熱扇，熱扇的燈管所產生的熱能雖然稍稍驅走寒意，但它的熱氣也讓我的胃翻攪得很厲害，趕忙喊人拿來臉盆將肚子裡的食物吐了出來，人還是很不舒服。小兒子正好在家，為我叫來救護車，直送附近的三總汀州院區急診。

這是我生平第二次坐救護車，兩次的時間相隔不過八個月，不同的是，這次我有知覺，但卻是半邊癱瘓不良於行，仍需要他人幫忙抬進車內。虛弱的我躺在擔架上，勉強抬起頭看看窗外，救護車急駛於辛亥路上，伴隨著汽笛的聲音，我不禁潸然淚下。剛從鬼門關回來的我，是否又要被送返？人生至此還有什麼指望的？

送進急診室後一量，高燒至四十度，仍舊嘔吐不止，冷汗直流，這時振聲、大兒子和媳婦、雅峰、素素、二度回台的娜娜也趕到了醫院，他們焦急的圍在我床邊，頻頻向醫生詢問病情，醫生先給止吐藥及退燒藥，並施打點滴，作了幾項必要的檢查後，醫生判斷我的症狀是泌尿道感染，要

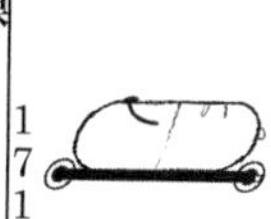

我先服一般性的藥，三天後約診再根據檢查報告給藥治療。當天晚上我就出院回家，雖然是虛驚一場，但往後只要有一點病痛都會讓我陷入極端的不安。急診室、救護車像是記憶深處的某個致命傷，是心中永遠的恐懼。

出院之後除了復健，至親好友一直勸我加強針灸，娜娜也覺得對於顏面神經的問題，針灸非常值得一試，雖然在三總曾經嘗試過針灸，但是一方面我覺得效果有限，一方面我對於針插刺臉上的感覺很恐懼，一直排斥。過年前，Wendy極力推薦一位她認識許久的中醫師H，以中藥和針灸雙管齊下，希望能加速復健的成效，Wendy和兄弟姐妹極力鼓吹，我只好答應再試試看。娜娜提醒我們一定要告訴三總的主治醫師我同時接受了針灸以及中藥的輔助，張主任聽完我的「報告」，以愉快的口氣說：「那很好啊！」於是我的復健行程正式加入了針灸及中藥。

H醫師在二樓看診，我那時走路還不穩，遑論爬樓梯。Wendy特別情商H醫師外診，每星期一、三、五早上由她親自將H醫師由內湖載到辛

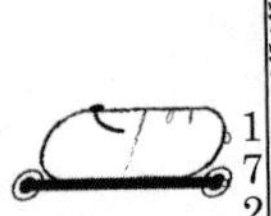

亥路，大約一個半小時針灸結束再載她回家。有時Wendy有事不能載醫師來，她還請她先生代勞。我一直覺得Wendy是老天爺派來救我的天使，我昏倒前就是向Wendy求救，之後不但因為她的關係才能請到H醫師外診，每個星期她還要花費三個早上接送H醫師，無怨無悔，為的只是希望我趕快好起來。

H醫師細心專業，每次我都需要「煎」兩面，全身正反上下的重要相關穴位都沒有遺漏，尤其是臉部的針密密麻麻。半年下來，我的臉不但「正」多了，也自然多了。每天早上依舊吃一顆半治療高血壓的西藥，但是血壓的平穩狀況比之前進步很多。「到府」針灸了半年後，大家為了強迫我走出醫院和家裡兩個地方，要我自己外出看診，爬到H醫師的二樓針灸，中午則在外面用餐後，直接到三總復健。

除了針灸，素素建議我推拿。她覺得我雖然每週有四次的復健運動，但是復健著重在手、腳、臂、腰等地方，身軀則較少活動舒展，以致頸部

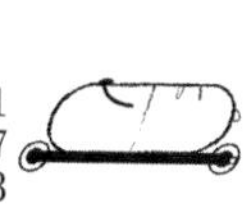

及背部的筋絡太緊。我們認識多年的美容師正式學過推拿，技術純熟老到，很有情義地撥出空檔，定期至家中替我按摩經絡。於是每隔週週三一大早，她還未進入工作室前，就直接到家裡幫我推拿。過程雖偶會痠痛，但之後通體舒暢，全身經絡不再緊繃。她還教我一些拉筋運動，叮嚀我每天睡覺前必定確實伸展，才能活絡全身筋骨，讓每週四次的復健運動更俱成效。

一年多了，對於復健我不敢稍有懈怠。每天的運動項目約有七、八個，經常才剛作完一個項目，汗還沒來得及擦乾，氣還沒喘完，就得趕往下一個項目報到，但沿途只要聽到有人豎起姆指對我說：妳進步很快，或妳越來越厲害了，心中不禁一陣酸楚。當初為什麼這麼大意，搞成現在這付狼狽模樣，腳既不能走手也無法拿東西。

所幸一年來的努力已開了小花結了小果，從癱瘓在床到以輪椅代步，目前又捨棄輪椅，改拿四爪拐杖走路，視覺缺損的問題也慢慢恢復，外觀

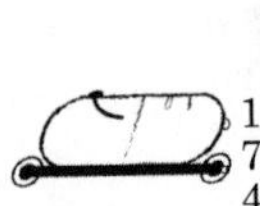

已看不出右上眼瞼下垂，左眼球無法向左移動的現象也已消除。我現在自行洗澡洗頭上廁所，在家偶爾趁四下無人，還會偷偷的嘗試自己走路。

我的人生在五十九歲時跌到谷底，我以為山窮水盡無路可出時，至親好友的不離不棄凝聚成一線曙光，在柳暗深處默默發亮，引我走向平地。未來的路也許不會花開處處，但我知道，沿路的加油和期盼不會歇止，但願峰迴路轉後，迎接我的新路是一片坦途。

身體的病有多重，心理的痛就有多深

素鳳

楚芬的上班族角色扮演了近四十年，每天打扮得光鮮亮麗過著朝九晚「七」的生活，一場病將她四十年的職業婦女生涯連根拔起。出院之後，除了去醫院復健，她幾乎足不出戶。每天等待她的再也不是辦公桌前的備忘錄，或同事間解悶的閒聊瞎扯，而是獨坐輪椅的擔憂和疑慮。

楚芬喜歡逛街，她的品味典雅，不但喜歡為自己打理，更是「澤披眾人」，只要她看到適合家族中的某人，她就興高采烈的買下相贈。她最喜歡自作主張替雅峰的女兒購衣，姪女從小跟我們這些姑姑很親，所以直來

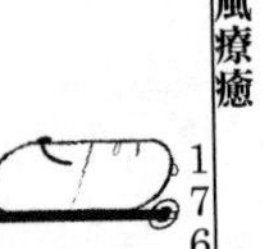

直往，從不客套硬裝喜歡。有一回楚芬又買了新衣，拿出來的時候很幽默地對姪女說：「雖然常常被你退貨，我還是抱著投稿的心情！」以前只要逛街購物她就精神抖擻，我幾度說要推她去百貨公司逛逛，她都拒絕，彷彿對一切「身外之物」都已經無動於衷，我看著她的變化，想到「哀莫大於心死」。

楚芬出院初期對新生活充滿不安，我們兄弟姐妹盡量抽時間去陪伴她，但是她非常消極，每天每天重複問：「你說我會不會好？」楚娟總是回答說，當然會好；雅峰很實際地告訴她，只要復健就會好；我則反問她說，你為什麼覺得不會好？同樣的問題也不斷反覆問先生、兩個兒子和媳婦。楚娟說，有時候剛剛在她家回答了這個問題，她出門搭公車回家，車子都還沒來，又接到她打電話哭著問：「你說我到底會不會好？」

我們四面八方的鼓勵似乎沒有什麼成效，那段時間她常常說著說著就流淚。大家談到她的消極和沮喪時，我總是跟大家說，換作是我們，一定

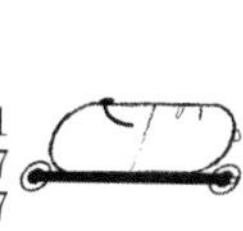

也會一樣感傷。在醫院的時候畢竟存著「治療階段」的心情，勉強接受現實，因為住院在感覺上等於積極治療。等到出院回家後，楚芬一定覺得除了吃藥復健之外無所「作為」，好像是消極地拖延著，等待終老。我鼓勵大家發揮更大耐心陪她走出來，話是這麼說，但只要有耐心就夠了嗎？我們以為這是必經的階段，只要她會走了，一切負面的情緒就會煙消雲散。

娜娜二度回台時，觀察到楚芬可能有輕微的憂鬱症，不但消極沮喪、鑽牛角尖，對某些事情顯得很不耐煩，例如娜娜要叫她做什麼動作，她會輕輕發出「嘖」聲。她以前是非常有耐性，非常客氣的人，絕對不會口出惡言，更鮮少發出這種厭煩之聲。我們和楚芬的兩個兒子和大媳婦討論，大媳婦認為楚芬給自己太大的壓力造成憂鬱。

剛開始的時候，她的家人認為她太注重自己的外表，認為現階段她應該好好地專注在復健上，不斷勸告她要樂觀，並且以其他人以陽光積極態度面對苦難為例引導她。楚芬知道兒子的苦心，但是她仍舊陷在無助的深淵，常常對我和楚娟哭訴委屈，覺得健全的我們不能理解她的痛有多深。

其實面對憂鬱症，我們都應該謙卑地學習應對的方式，光是反覆「開導」，勸人要正面思考、要樂觀面對挫折，這些對憂鬱症患者來說只是「冠冕堂皇」的話，只代表了「你根本不了解我的感受」，反而會把患者推的離你更遠。憂鬱症的人是無法控制自己的情緒低落，就像我們有很多壞習性想改可是就是改不了，或者像煙癮酒癮的人無法控制上癮的感覺。更平常一點的來說，就像一個不吃蔬菜的人，不論你告訴他吃菜對身體有多重要，他還是不會接受。我們千萬不能有那種「你應該……」的想法，因為她就是無法控制自己消極負面的思緒，才會不斷反覆問同樣的問題。

從旁人的眼光來看，楚芬除了經歷這回的苦難之外，還有什麼事值得憂慮？她的兩個兒子工作令人稱羨，也都很孝順，媳婦善良貼心，可愛的孫子在九月出世；她的兄弟姐妹對她無微不至；她的同事對她熱情熱心。事實上，楚芬是我看過最善良的人，她總是希望照顧別人，帶給別人歡

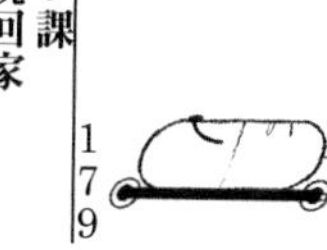

樂，她一輩子最介意的就是造成別人的困擾。對於兩個兒子，她就像母雞一樣用盡全力保護他們愛護他們。而現在，她不但失去了保護家人的能力，還得拖累家人，除非是母親，一般人其實無法真切的體會到心中的那種恐懼、無奈與苦楚。

我請教了一位學心理諮商的朋友，她建議我找出楚芬擔心害怕的原由。楚芬害怕的是失能與無能，當她看到自己的殘障手冊由短期改成長期時，痛哭失聲。她認為這就證明她不可能康復，她害怕自己成為家中的累贅，她想像自己久了以後會被遺棄在家，孤獨終老。這樣的恐懼對她的復健造成壓力，她努力想要重新站起來，但是她的體力不好，力不從心時特別沮喪，甚至只要因感冒而缺席復健課時就顯得很焦慮。

楚芬的大媳婦細心地觀察到，我們一直強調「你只要努力復健就會好」也可能是楚芬壓力的來源，她認為我們應該讓楚芬正視她中風所帶來的影響，不要一直告訴她，她將來會好。她的想法獲得娜娜的支持，娜娜找了機會告訴楚芬，她不可能完全好，最好的情況是好到七八成，尤其是她的右手不可能恢復百分之百的功能，也就是比較細微的動作，例如拿針線，切菜等，她不可能做了。楚芬似乎接受了娜娜預估的事實，我猜想她經過辛苦的復健過程，看到其他人的復健情形，對於中風的影響也有了比較具體的概念，漸漸地了解完全康復之不可得。以她不希望麻煩別人的個性，只求能夠有自主自理的能力。

娜娜第二次回台的時間是農曆年，醫院的復健課程暫停，娜娜每天都到楚芬家幫她復健，有專人做細部的指導，她的確有非常明顯的進步。大年初四，二姐夫設宴感謝我們兄弟姐妹，餐廳將宴席安排在三樓盡頭的隔廳。娜娜攙扶著楚芬（沒有拐杖），由家門走出來，搭電梯，走過偌大的中庭，上車。到了餐廳，她從下車後一路走去搭電梯，然後從三樓的電梯門口一步一步走到走廊盡頭的筵席。那天應該是楚芬生病以來心情最開朗最篤定的一天，她目睹自己走完全程，知道「行走自如」並非遙不可及，

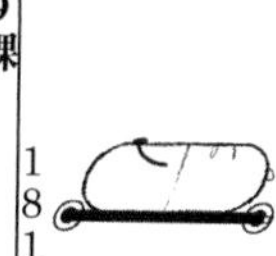

並非旁人的安慰之詞。

可惜兩天後，楚芬因發燒嘔吐被送到三總汀洲院區急診。我和娜娜趕到醫院時，她整個人真的就像洩了氣的皮球，一下子變的憔悴不堪，和前兩天平和沉靜的面容完全不同，真的判若兩人。楚芬哭著說她又坐了救護車，很怕半年前的情況重演，更怕她這段日子的辛苦完全付諸流水。那時候根本不知道她的病因是什麼，但是她滿腦子都是最可怕的結局，她還哭著說，如果有什麼狀況，不要再搶救她了。

在急診室經過一番折騰，證實是尿道感染，可是楚芬已成了驚弓之鳥，她根本不聽解釋，雖然很清楚尿道感染和中風是兩碼子事，但是她的邏輯是，因為中風後自己的身體變得非常差，一點點小事就出大狀況，如此一來，她一輩子就得過著心驚膽跳的日子。

隔了三天，檢驗報告證實是最常見的大腸桿菌感染造成的尿道感染。娜娜推測是她害怕在復健時需要上廁所，所以過程中不喝水，結束復健後歷經三十分鐘的車程回到家才喝水。她長時間養成這樣的習慣，所以才會累積出尿道感染。楚芬當時雖然聽著娜娜的分析，她還是覺得自己身體已經不復以往，虛弱到令人厭煩的地步，又陷入一段時間的沮喪。娜娜說，她回台灣辛苦為她建立的信心完全被大腸桿菌打敗了。

據我觀察，出院半年楚芬的情緒處在非常不穩定的低潮期，任何狀況都可能觸動她豐沛的淚腺神經，除了尿道感染一事，冬天容易感染風寒，只要一點咳嗽或者鼻塞，她就淚眼婆娑地哀嘆自己身體已經大不如前。在心情方面，只要家人講話沒有符合她的期待，她就傷心失落；看到兒子老是穿著同一套衣服，她也會對著我痛哭流涕，恨自己無法像從前一樣為他們打點。有時候她要我幫她去某個我們以前常去的地方買東西，買來後她也會傷心落淚，說她不知道自己以後有沒有機會再訪那些店家。

楚芬的敏感、脆弱、擔憂、沮喪都和她的身體有直接或間接的關係，出院後的半年，她的血壓不算穩定，有時候還飆到一七〇，嚇得她趕快服

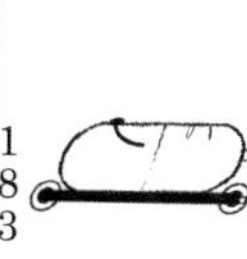

用第二線的降血壓藥。她自己也知道需要心情平穩，可是心理的問題並非聽了旁人的勸說就可以改善。事實上，我們一般人處理心理問題的知識，可能遠遜於我們處理身體的病痛。剛開始的時候我們面對楚芬的擔憂失落，一味鼓勵她正面思考，一廂情願地以為灌注希望就可擊退眼淚，以為時間會治療傷口。

其實心理的傷比身體的傷更複雜，更不可測，也不是光靠時間就可以癒合。幸好娜娜和楚芬的大媳婦及時觀察到楚芬並非只是我們所想的沒有信心或害怕，還有輕微的憂鬱症傾向。娜娜強調處理憂鬱需要專業的技巧和經驗，最正確的方式應該是尋求專業的協助，絕非一般人讀幾本書就可解決的。可惜楚芬當時一方面認為自己全身一無是處，百病叢生，根本不願意再多掛一科，增添自己失能的證據；另一方面，她認為自己的情緒還不到看醫生的地步；在她心中，她只不過是發洩心情的苦悶，說她憂鬱症未免太沉重。

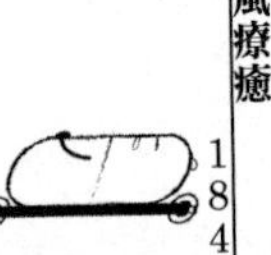

娜娜認為憂鬱對復健絕對是負面影響，因此在陪伴楚芬回診時跟主治醫師提到了楚芬的問題，醫師開了最輕劑量的藥，希望能夠讓楚芬脫離哭哭啼啼的日子。娜娜花了一些唇舌才說服楚芬服藥，而親人也開始學習如何面對楚芬的低潮，甚至數度就診於心理諮商。楚芬這一段心理的過程可能比身體經歷的折磨還要不堪回首，因為當我建議她多寫一些當時鬱鬱寡歡的心情時，她故作雲淡風輕，不認為那段弱不禁風，多愁善感的「林黛玉時期」有什麼值得書寫。

楚芬出院半年後，隨著春末夏初的腳步，楚芬看到自己比較穩定的步伐，於是失落感明顯減少了，笑容多了。她的先生和兒子幾乎以她為重心，小孫子越來越可愛，親友依然關愛有加，她所想像的，被遺棄的孤獨景象根本不曾出現。一年多來椎心刺骨的傷和痛不可能化成過往雲煙，但是她已開始學著接受自己，或許尚未能完全坦然以對，但我知道，為了她愛的，以及愛她的人，她選擇了堅強。

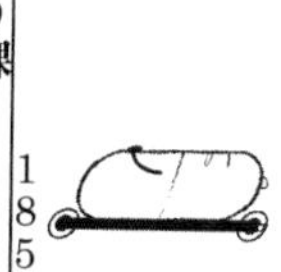

附錄

平凡中看見真實，真實中找尋意義

小兒子

平凡的我們

這一年是個動盪波濤的一年。

去年春天，我還是個剛出社會不久的新鮮人，面對競爭激烈的城市文化，猶如成人世界的嬰兒學步，亦步亦趨，小心摸索；心中的想法就只是企盼在人生工作的起跑線上，能早一點領先他人罷了！

每天早起盥洗後，口中的麵包常尚未下肚時就匆匆出門工作。平日下班後，我總是不時思索著自己的道路：該怎麼樣有進修的機會？該怎麼做才能累積自己的經驗，以朝著所規劃未來的理想人生邁進？進家門，多半是晚上九點多了，常見到媽媽還未換上居家服，坐在客廳的沙發上、看著電視，享受著一天僅有不多的休憩時間，還不忘拿起自己吃完飯剛削好的水果，要我多吃幾片，因為我總是吃飯吃得太快，常常消化不良。

一天就是這樣過去，好平凡，就是這麼地平凡，已經工作數十年的大人們依舊如昔，為著家庭生計而努力著，青年們則是在受保護的羽翼之下，專心打拼，以成功為標竿前進。

風雲變色總在一夕之間。誰也沒料想到的事情就這樣發生了。

脆弱，真是脆弱呀！身體霎時間失去控制，肌肉僵硬、昏厥、呼吸停止，然後送急診室。不過幾毫米的血管破裂，就足以讓整個人的生命有了極大地改變。

微小，也真是微小呀！自己在醫學領域研習多年，自豪於幫助前來求助的病人們解決問題。此時，卻發現自己是這麼的微小，這麼的無能為力——正因為生病的是自己的媽媽！

無奈，無奈呀！時間是無情的，時間不給人喘息的空間，更無法迴轉。一旦發生，就無法停止了。

媽媽是個愛家的人，勤奮工作，認真生活，但不愛看醫生也不愛運動，飲食偏重鹹。回憶起幾年前，原本就有高血壓狀況的媽媽，將健康檢查的報告拿回家，發現血壓是高得嚇人的200 mmHg。家人三叮四囑地要媽媽務必定期檢查，更為著要媽媽規律運動及按時服藥而爭論不休。但久而久之，身體並沒有異狀及其他徵兆，也就逐漸淡忘，各自回復原來的生活了。

還有一次，全家到中國東北出遊，計劃登長白山。沒想到不過開始十步路，媽媽就氣喘吁吁，直嚷著要在路邊的小木屋休息等我們下山。回到

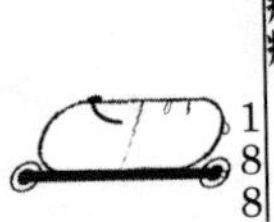

旅社後，媽媽也堅持不泡溫泉，說自己會頭暈。

「或許是平常身體欠訓練，不愛運動的關係吧！」大家都是這麼想的。因為，有哪個人會預設自己或是家人會中風呢？

它就是發生了。縱使現在總有人說為何當初不好好控制血壓云云，人是無法回頭的。所以，這還真成了一句廢話。

事實上是，我們常常說廢話。文雅一點，叫無益處的話。這樣的話在事故前起不了作用，在事故後卻叫人後悔莫及。

但，這就是平凡的我們。

真實的我們

媽媽病況漸趨穩定之後，我們即預備接她返家。生病之後，家已不是熟悉的環境。原先還嘟噥著要繼續住院，因為她害怕面對未來，但是為著跨出不再依賴醫院的一步，也只得懷著忐忑的心情，開始一個回家的

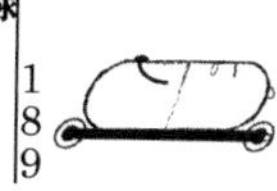

「新」生活。

復健對媽媽來說是一個難關，常常要忍著身體的疼痛，手腳的不協調，柱著拐杖，在家裡走過來又走過去，不到十公尺的距離就已汗流挾背；吃飯時，練習右手使用筷子，嚐嚐一口菜要挾個五六次並不算多。面對著漫長且果效不會立即顯現的復健治療，恐懼、憂愁、憤怒、失望的情緒對媽媽來說都是揮之不去的噩夢。

其實，媽媽的心裡還有個最大的難關，就是「身份的認同」。過往，賺錢養家、煮飯洗衣、打理日常等都一手包辦的自己，如今卻是這麼地無能為力。媽媽對於「媽媽」的認定就是為著這個家做這做那，做一雙保護家裡的大翅膀；當自己不再能認同自己的身份了，那是多麼的痛苦以及羞辱呀！

在媽媽剛回家的頭幾個月，最常聽見的就是「我會不會好？」或是「為什麼發生在我身上？」之類怨懟的話。對我來說，早已不復看見媽媽

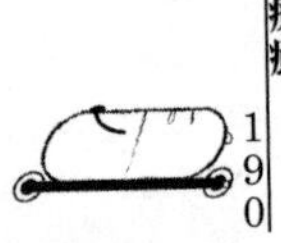

像過去一樣愛吃各種美食，關心新聞時事，並從中給我們針砭評論與機會教育；每當我勸勸媽媽看看電視書報排解煩悶時，得來的也總是一句：「我這樣子怎麼看電視！」。

媽媽陷入了一個深淵，那就是坐在椅子上，跺著腳、低著頭想著過去自由的自己、和現在生病的自己。令人擔心的是，那是無時無刻的！也因此家裡籠罩著不安與憂鬱。家人的心中除了難過與不捨外，更是積極的想盡方法要讓媽媽走出生病的陰影。我常常在想，媽媽生病之後，我要鼓勵媽媽重新找到自己，成為下一個鄭豐喜、下一個杏林子、下一個力克．胡哲；而我要成為媽媽尋回人生意義的幫助。我期望這個家不僅要恢復以往的開心和樂，經過這樣的苦難之後，更要活得有價值。

事實上是，我們都是軟弱的，常無法為了得到最後甜美的果實而多一些堅持。

但，這就是真實的我們。

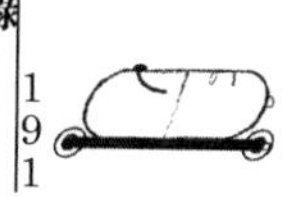

那些日子給媽媽看了好幾個重症病友如何從生病之後，再一次激勵自己，奮發圖強，重新找到人生意義的故事。而後，我們討論許多關於未來的規劃，可以做的事，想做的事等等，心中期盼媽媽因此找著一條光明的路，藉此脫離一直以來疾病所帶來內心捆鎖的牢籠。

然而，事情不如預期，媽媽仍然三五天就想起現在自己行動不便的身體，想起以前健康的自己，一次又一次的潸然淚下。當我聽到媽媽因著自己的生病對家人感到抱歉，並且透露出怨天，甚至說出要放棄自己的話時，我再也壓抑不了心中的情緒，我衝進房間吶喊：為什麼是這樣！

我埋怨上天，為何要這樣對待我們？我埋怨家人為何不能彼此扶持，一起以正面的態度來幫助病人？我埋怨媽媽，生病之後，排山倒海的憂鬱勝過了過往對生命對他人的遼闊與忍耐。我更埋怨自己無法成為媽媽重燃希望的幫助。

但這就是真實的我們。

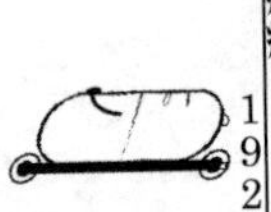

發現屬於自己的意義

直至如今，我們仍然在蹣跚的步履中學習。歷經眾多的風雨，也經過了大小無數的紛爭，我們都在學習如何找到那個新的平衡點——為要過得更幸福。

幾週前，媽媽想起身到櫃子拿東西，卻因為家裡的看護在廚房忙，她竟然自己柱起拐杖獨自行走，並無人攙扶。事後大家都掛心她為何做這麼危險的事情，若是跌倒了該怎麼辦呢？我也甚是擔心，但是在我的心中卻是不禁大大地佩服。媽媽有了新的動力，這動力使她忘記身體的限制及時刻纏擾她的憂鬱思緒，為要找到人生新的一片天空。雖說這仍不算霎時出現一片大好前程，卻發現黑暗中的一絲曙光。

時間是無情的，卻也是慈悲的。隨著時間的流逝，看似烏雲密佈的天空，終有放晴的一天。或許媽媽只是想拿東西，而起身行走不過是無意識的，但這個動作卻顯示了她的心、她的身體開始認同了自己，更超越了自己過去所限制自己的圈圈。

愛是最終的路

過去，面對著生病的媽媽，家族裡有的人用「正向的同情心」，大多事事順從，儘量滿足於媽媽的需求，無論是看病尋找好醫生、家中生活大小事的處理，以至於買各種的輔具設施等，都使她倍感溫馨，能感到自己的軟弱得以得到安慰，能感到自己被愛被關心。有的人則是用「反向的同情心」，半強迫式地要求努力復建，並給予身體復原的目標，希望她能儘早獨立自主或能夠參與病友協會，有目的性地想幫助她瞭解自己的狀況其實沒有這麼糟等等；這使她感到壓力與不適，卻也督促她面對自己不能逃避的未來。我感恩在我們周遭有這麼多幫助我們的人，大家是這麼的不一樣，卻有相同的愛心。

最近這些日子，我漸漸瞭解出於愛心的同理才是病人與病人家屬之間最終的道路。「同情」是用自己的情感去體會他人的需要；有人覺得病人因身體關係需要被悉心照料，因而在生活照顧無微不至；有人覺得病人因為生病之故，心情出現許多缺口，因而處處安慰迎合，一味想填補這眾多空缺；有人覺得病人唯有振作，唯有承受，才能在充滿未知的未來中，早一步認清事實，及早做好預備，開始人生嶄新的一頁，因而對談行為如昔，不讓病人有一絲可以認為自己是病人的餘地。

另一方面，有時同情出於可憐，或是罪咎。然而「同理」不僅僅是基於自己情感所作出的事，更是一種關係。它更多了一種理性。這理性不是指對事情的對錯優劣分析，而是一種眼光。那是拋開自己的成見，情感上的衝突，客觀的看到照顧者與被照顧者所做的事情背後的目的——出於愛，進而發展出愛的關係，那也是幫助病人成功走出陰霾重要的關鍵。

（然而，往往最多同情而缺乏同理的就是病人的家屬了！）

因此，同理心需要在照顧者的身上。我們對病人用愛及同理心，我們就更可以瞭解原本建立在自己情感與個性之外的需要；這樣，就不再單純侷限於自我認為病人需要什麼樣的東西了。我們對不同的照顧者更需要用愛及同理心，因為在親人生病的時刻，不僅僅是被照顧者有身心上的需要，每一個照顧者也需要被激勵、被認同，如此一來，家人、親友、看護及醫護人員之間就更可以合作無間，以各自所專長的來營造更有利於康復的環境。同理心發展出來的關係，不會是眾人分別且獨自對著病人訴說愛與關懷而已，它會是一個用愛聯結彼此的網絡。

同理心也需要在病人的身上。面對生命中的巨變，以同理心看待所處的環境及照顧自己的人，就會赫然發現，自己的生命是被愛的！如此，便更加珍惜自己目前所擁有的一切！更甚之，將打破自己的限界，跨出原本不敢做跨出的一步（例如跟大家出外吃飯），就只為了回應其他人的愛。反之，若病人只需要同情，而不正視一些「逆耳的」忠言，縱使得到許多情感的支持，但也許脫離不了只追求憐惜與自我價值認定失誤的井底了。

當然，身體是何等地奧妙，人與人之間的關係也是這麼地錯綜複雜。對現在的我們家來說，還有很多需要學習的地方，但是這段時間所經歷的一切，對媽媽對家裡每個人來說，都不再是痛苦的回憶了，而是生命當中寶貴的經驗，使每一個人成熟成長。

行文至此，心中充滿著感激。我們都是這麼地平凡，病人面對著中風所帶來的身心煎熬，復健的漫漫長路，心理層面上的適應更是難題；家人們則面對著照顧中風病人的挑戰，在許多紛雜不一的觀念中摸索最適切的答案，渴望能圓滿家人病人間無法切割的親情。我們也都是這麼地真實，病人在疾病的纏擾下，心情起伏不定；家人則在照顧及與病人相處的過程之中，偶有的相互摩擦，或是心裡情緒受牽連影響，都是在所難免。但我感恩，因為一路走來，眼光不同了，心境也不同了。每個家人與病人越來越發現我們所做的每一件事，本質其實都是一樣的，那就是愛。媽媽因著

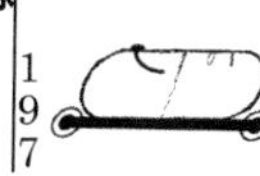

健康Life6　PE0035

新銳文創
INDEPENDENT & UNIQUE

中風療癒
——身心重建的九堂課

作　　者	周楚芬、周素鳳
責任編輯	林千惠
圖文排版	彭君如
封面設計	陳佩蓉

出版策劃	新銳文創
發 行 人	宋政坤
法律顧問	毛國樑　律師
製作發行	秀威資訊科技股份有限公司 114 台北市內湖區瑞光路76巷65號1樓 電話：+886-2-2796-3638　傳真：+886-2-2796-1377 服務信箱：service@showwe.com.tw http://www.showwe.com.tw
郵政劃撥	19563868　戶名：秀威資訊科技股份有限公司
展售門市	國家書店【松江門市】 104 台北市中山區松江路209號1樓 電話：+886-2-2518-0207　傳真：+886-2-2518-0778
網路訂購	秀威網路書店：http://www.bodbooks.com.tw 國家網路書店：http://www.govbooks.com.tw

出版日期	2013年3月　BOD一版
定　　價	240元

版權所有・翻印必究（本書如有缺頁、破損或裝訂錯誤，請寄回更換）
Copyright © 2013 by Showwe Information Co., Ltd.
All Rights Reserved

Printed in Taiwan

國家圖書館出版品預行編目

中風療癒：身心重建的九堂課 / 周楚芬, 周素鳳著. -- 初版. -- 臺北市：新銳文創, 2013.03

面； 公分

ISBN 978-986-5915-46-9（平裝）

1. 腦中風 2. 病人 3. 通俗作品

415.922 101026487

讀者回函卡

感謝您購買本書，為提升服務品質，請填妥以下資料，將讀者回函卡直接寄回或傳真本公司，收到您的寶貴意見後，我們會收藏記錄及檢討，謝謝！
如您需要了解本公司最新出版書目、購書優惠或企劃活動，歡迎您上網查詢或下載相關資料：http:// www.showwe.com.tw

您購買的書名：＿＿＿＿＿＿＿＿＿＿＿＿＿＿＿＿

出生日期：＿＿＿＿年＿＿＿＿月＿＿＿＿日

學歷：□高中（含）以下　□大專　□研究所（含）以上

職業：□製造業　□金融業　□資訊業　□軍警　□傳播業　□自由業
□服務業　□公務員　□教職　□學生　□家管　□其它＿＿＿

購書地點：□網路書店　□實體書店　□書展　□郵購　□贈閱　□其他

您從何得知本書的消息？

□網路書店　□實體書店　□網路搜尋　□電子報　□書訊　□雜誌
□傳播媒體　□親友推薦　□網站推薦　□部落格　□其他＿＿＿＿＿

您對本書的評價：（請填代號　1.非常滿意　2.滿意　3.尚可　4.再改進）

封面設計＿＿　版面編排＿＿　內容＿＿　文／譯筆＿＿　價格＿＿

讀完書後您覺得：

□很有收穫　□有收穫　□收穫不多　□沒收穫

對我們的建議：＿＿＿＿＿＿＿＿＿＿＿＿＿＿＿＿

＿＿＿＿＿＿＿＿＿＿＿＿＿＿＿＿＿＿＿＿＿＿

＿＿＿＿＿＿＿＿＿＿＿＿＿＿＿＿＿＿＿＿＿＿

＿＿＿＿＿＿＿＿＿＿＿＿＿＿＿＿＿＿＿＿＿＿

請貼
郵票

11466
台北市內湖區瑞光路 76 巷 65 號 1 樓
秀威資訊科技股份有限公司 收
BOD 數位出版事業部

（請沿線對折寄回，謝謝！）

姓　　名：________________ 年齡：________ 性別：□女　□男

郵遞區號：□□□□□

地　　址：________________________________

聯絡電話：(日)________________ (夜)________________

E-mail：________________________________